Anis Mzabi

Thrombose veineuse chez le sujet âgé

Anis Mzabi

Thrombose veineuse chez le sujet âgé

Aspects épidémiologiques, cliniques, paracliniques, évolutifs et thérapeutiques de la thrombose veineuse du sujet âgé

Presses Académiques Francophones

Impressum / Mentions légales

Bibliografische Information der Deutschen Nationalbibliothek: Die Deutsche Nationalbibliothek verzeichnet diese Publikation in der Deutschen Nationalbibliografie; detaillierte bibliografische Daten sind im Internet über http://dnb.d-nb.de abrufbar.

Information bibliographique publiée par la Deutsche Nationalbibliothek: La Deutsche Nationalbibliothek inscrit cette publication à la Deutsche Nationalbibliografie; des données bibliographiques détaillées sont disponibles sur internet à l'adresse http://dnb.d-nb.de.

Coverbild / Photo de couverture: www.ingimage.com

Verlag / Editeur:
Presses Académiques Francophones
ist ein Imprint der / est une marque déposée de
OmniScriptum GmbH & Co. KG
Bahnhofstraße 28, 66111 Saarbrücken, Deutschland / Allemagne
Email: info@presses-academiques.com

Herstellung: siehe letzte Seite /
Impression: voir la dernière page
ISBN: 978-3-8416-3651-5

Zugl. / Agréé par: Sousse, Université de médecine, 2013

Thrombose veineuse chez le sujet âgé

Plan

Abréviations

AACL : anticorps anticardiolipine
AAP : antiagrégants plaquettaires
AC anti-PF4-héparine : anticorps anti complexe facteur plaquettaire 4-héparine
ACCP : American College of Chest Physicians
ADL : Activities of Daily Living
Afssaps : Agence française de sécurité sanitaire des produits de santé
AINS : anti-inflammatoires non stéroïdiens
AMA : affections médicales aigues
AMM : autorisation de mise sur le marché
ANAES : Agence Nationale d'Accréditation et d'Evaluation en Santé
aPL : antiphospholipides
Atcds : antécédents
AT : antithrombine
AVC : accident vasculaire cérébral
AVK : anti-vitamine K
CCP : concentré de complexe prothrombinique
Cl Créat : clairance de la créatinine
CRP : C-Réactive-Protéine
DCI : dénomination chimique internationale
EDC : état de choc
EP : embolie pulmonaire
ETEV : événement thrombo-embolique veineux
ETV : événement thrombotique veineux
F : fragments
FDR : facteur de risque
FEVG : fraction d'éjection ventriculaire gauche
FP : fibrinopeptides
FR : facteur rhumatoïde
GP : glycoprotéine
HAS : Haute Autorité de Santé
HBPM : héparine à bas poids moléculaire
HNF : héparine non fractionnée
HH : hyperhomocystéinémie
IADL : Instrumental Activities of Daily Living
IC: intervalle de confiance
Il : interleukine
InC : insuffisance cardiaque

InCA : insuffisance cardiaque aigue
InCC : insuffisance cardiaque chronique
INR : international normalized ratio
IV : intraveineuse
MB : maladie de Behçet
MDRD : modification of diet in renal disease
MH : maladie de Horton
MI : membres inférieurs
MMS : Mini Mental State
MPP : maladie post phlébitique
MS : membre supérieur
MTEV : maladie thrombo-embolique veineuse
PAI : plasminogen activator inhibitor
PAP : plasmine anti plasmine
PNN : polynucléaires neutrophiles
PPR : pseudo-polyarthrite-rhizomélique
PR : polyarthrite rhumatoïde
RCP : réunion de concertation pluridisciplinaire
RR : risque relatif
SA : sujet âgé
SAPL : syndrome des antiphospholipides
SIB : syndrome inflammatoire biologique
Sfar : Société française d'anesthésie-réanimation
SMP : syndrome myéloprolifératif
TAFI : thrombin activable fibrinolysis inhibitor
TCA : temps de céphaline activée
TFPI : inhibiteur de la voie du facteur tissulaire
TIH : thrombopénie induite par l'héparine
TNF : Tumor necrosis factor
TP : taux de prothrombine
TV : thrombose veineuse
TVMI : thrombose veineuse des membres inférieurs
TVMS : thrombose veineuse du membre supérieur
TVP : thrombose veineuse profonde
TVR : thrombose veineuse récidivante
TVS : thrombose veineuse superficielle
TVSA : thrombose veineuse du sujet âgé
VBa : veine basilique
VCé : veine céphalique
VCI : veine cave inférieure
VFC : veine fémorale commune
VFP : veine fémorale profonde

VFS : veine fémorale superficielle
VIC : veine iliaque commune
VIE : veine iliaque externe
VII : veine iliaque interne
VJ : veine jugulaire
VJu : veine jumelle
VP : veine poplitée
VPé : veine péronière
VPP : valeur prédictive positive
VR : veine rénale
VSa : veine saphène
VSC : veine subclavière
VSo : veine soléaire
VSu : veine surale
VT : veine tibiale

Introduction

La thrombose veineuse (TV) est une pathologie fréquente chez le sujet âgé (SA). L'incidence des comorbidités (les interventions chirurgicales, l'immobilité, les cancers,…) augmente avec l'âge. Cette polypathologie, la polymédication conséquente ainsi que les changements des paramètres physiologiques chez le SA vont contribuer à la difficulté diagnostique et thérapeutique de la TV survenant sur ce terrain fragile. D'autant plus, il n'existe pas de consensus diagnostique ni thérapeutique de la TV chez la personne âgée.

Le pronostic vital du SA est engagé au cours de la maladie thromboembolique veineuse (MTEV) :
- par le risque fatal de l'embolie pulmonaire (EP) ou du traitement anticoagulant,
- la ou les pathologies sous jacente(s) à l'origine de la TV,
- le terrain de fragilité que constitue la vieillesse avec limitation des réserves des organes nobles d'où iatrogénie.

Malgré les progrès de la prophylaxie anti-thrombotique, la TV, par sa morbidité et sa mortalité, représente toujours un problème de santé publique [1]. Elle peut être observée à tout âge mais son incidence augmente de façon significative avec l'âge aussi bien pour les femmes que pour les hommes.

La triade de Virchow décrite au XIXème siècle résume les mécanismes impliqués dans la survenue des thromboses veineuses : stase sanguine, hypercoagulabilité et lésions pariétales [1]. Dans la plupart des cas, ces mécanismes sont associés pour aboutir à la survenue d'une TV.

Il s'agit, en fait, d'une pathologie multifactorielle avec interaction de facteurs de risque acquis et constitutionnels [2].

Chez le SA, les étiologies et les facteurs de risque de la TV sont peu étudiés. Il existe peu de données sur l'incidence, les aspects cliniques, les stratégies diagnostiques et thérapeutiques de cette TV survenant sur ce terrain fragile.

Le but de ce travail est de mieux comprendre cette pathologie chez le SA, mieux cerner ses facteurs de risque, évaluer sa prise en charge, dégager les recommandations qui la concernent et proposer une démarche diagnostique et thérapeutique adaptée. Et ce à travers une étude rétrospective des cas de thrombose veineuse chez le sujet âgé (TVSA) diagnostiqués et traités en Médecine Interne avec une revue de la littérature.

Patients et méthodes
I- Patients

La présente étude est une étude rétrospective qui porte sur 219 dossiers de patients âgés de 65 ans et plus, hospitalisés dans le service de Médecine Interne du centre hospitalo-universitaire Sahloul de Sousse pour thrombose veineuse confirmée par une échographie en mode doppler veineux

II- Méthodes

1- Recueil des données

Les données cliniques, para-cliniques, évolutives et thérapeutiques ont été recueillies à partir des dossiers médicaux des patients à l'aide d'une fiche préétablie (annexe 1).

2- Analyse statistique

La saisie des données et l'analyse statistique ont été effectuées à l'aide du logiciel SPSS version 18. Il s'agissait, en première étape, d'une étude descriptive, où on a déterminé des fréquences simples et des fréquences relatives (pourcentages) pour les variables qualitatives. On a ensuite calculé les moyennes, les médianes et les écarts-types (dérivation standard) et déterminé l'étude des valeurs extrêmes (minimum et maximum) pour les variables quantitatives.

La deuxième étape de l'analyse statistique était comparative entre deux groupes appareillés selon le genre et la tranche d'âge. La comparaison de deux moyennes sur des séries indépendantes était effectuée au moyen du test de Student.

La comparaison de pourcentages sur des séries indépendantes était effectuée par le test du Chi2 de Pearson et en cas de non validité de ce test, par le test exact bilatéral de Fisher. La signification était retenue pour des valeurs de $P \leq 0,05$.

Résultats

I-Caractéristiques épidémiologiques

1-Incidence annuelle

Notre étude est rétrospective. Elle a permis de colliger sur une période de 14 ans, 219 patients âgés, atteints de TV. L'incidence annuelle était en moyenne de 15,6 nouveaux cas par an.

2- Fréquence

Le nombre total des malades âgés, hospitalisés au service de Médecine Interne était de 1974 malades, 219 de ces patients avaient une TV.

La TV représentait alors 11,1 % des hospitalisations du SA dans notre service.

3- Age

L'âge moyen au moment du diagnostic était pour l'ensemble des patients de 76,6 ans ± 7,5 (âges extrêmes : 65 ans -105 ans).

L'âge moyen des hommes était de 76,6 ans ± 7,1.

8

L'âge moyen des femmes était de 76,6 ans ± 7,8.
La tranche d'âge entre 75 ans et plus représentait plus de 50 % des thromboses
veineuses dans notre série (figure 1).

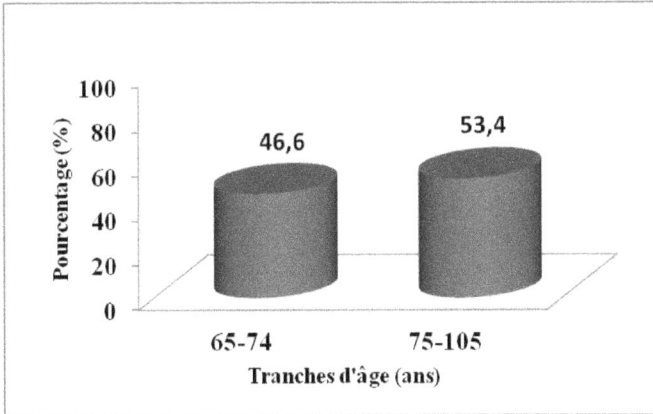

Figure 1 : Répartition des patients selon l'âge.

4- Genre
Il s'agissait de 92 hommes (42 %) et 127 femmes (58 %) avec un genre-ratio
(F / H) de 1,38 (figure 2). La prédominance féminine était nette.

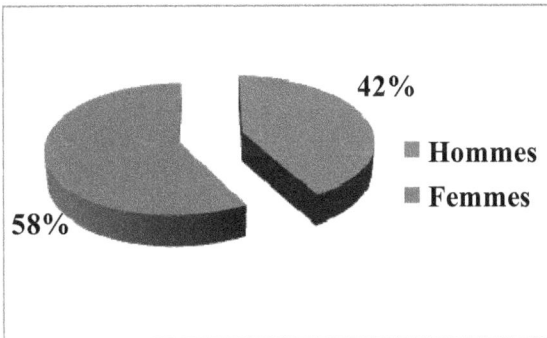

Figure 2 : Répartition des patients selon le genre.

Il n'existait pas une différence significative de la répartition de genre dans les 2 tranches d'âge étudiées (p = 0,96) comme le montre la figure 3.

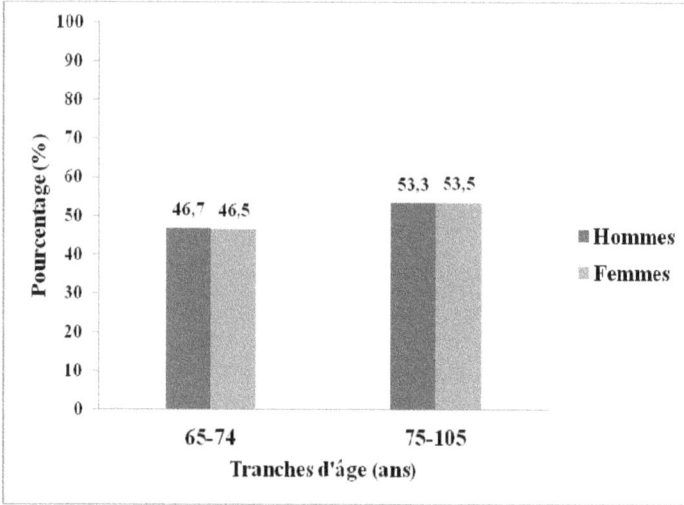

Figure 3 : Répartition des malades selon l'âge et le genre.

II- Circonstances de découverte de la thrombose veineuse

L'oedème d'un membre était la circonstance de découverte de la TV la plus fréquente (94,5 %) suivi par la douleur (74 %), la chaleur locale (13,2 %), l'impotence fonctionnelle (12,8 %) et la fièvre (température centrale supérieure à 37,5 °C le matin et 37,8 °C le soir) dans 11,9 % des cas. Le reste des symptômes révélant la TV est résumé dans le tableau suivant (tableau I).

Tableau I : Circonstances de découverte de la thrombose veineuse.

Circonstances de découverte	Nombre de patients (n) (n)	Pourcentage (%) (%)
Œdème	207	94,5
Douleur	162	74
Chaleur locale	29	13,2
Impotence fonctionnelle	28	12,8
Fièvre	26	11,9
Rougeur locale	19	8,7
Bilan d'embolie pulmonaire	2	0,9

III- Délai diagnostique de la thrombose veineuse

Le délai moyen du diagnostic de la TV était de 8,2 jours avec des extrêmes de 0 jour et de 90 jours. Quatorze malades (6,4 %) avaient consulté dès le début de la symptomatologie clinique de la TV et ils étaient hospitalisés le jour même.

IV- Diagnostic positif

1- Signes cliniques

1-1- Thrombose veineuse des membres inférieurs (TVMI)

Deux cents dix sept malades (99,1 %) avaient une TVMI. Les signes cliniques les plus fréquents chez ces patients étaient : l'oedème dans 215 cas (99,1 %), le signe de Drapeau positif (diminution du ballottement des mollets) dans 155 cas (71,4 %) et le signe de Homans positif (dorsiflexion douleureuse) dans 130 cas (59,9 %). La figure suivante (figure 4) résume les différents signes cliniques au cours de la TVMI.

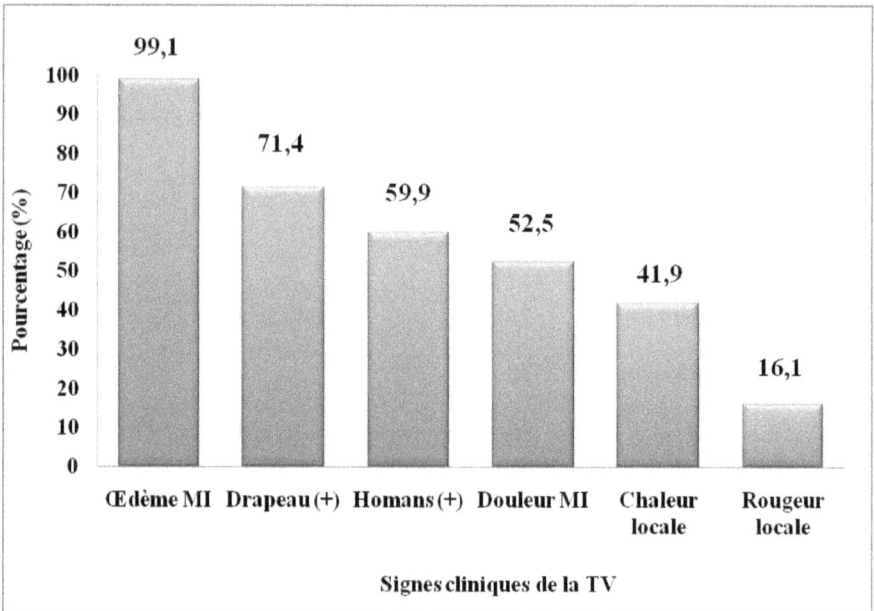

Figure 4 : Fréquence des signes cliniques de la thrombose veineuse des membres inférieurs.

1-2- Thrombose veineuse de siège insolite

La TV insolite était notée dans 6 cas (2,7 %) dont 4 cas étaient associés à une TVMI. Les patients se répartissaient en 4 hommes (66,7 %) et 2 femmes (33,3%). L'âge moyen de ce groupe de patients était de 74,2 ans ± 5,4.
La localisation était cervicale (2 cas), au niveau du membre supérieur (MS) dans 2 cas et au niveau de la région abdominale (3 cas).
Les symptômes cliniques étaient une douleur abdominale chez 3 patients, un oedème et une douleur du MS chez 2 patients et un oedème et une douleur du cou (2 cas).

2- Imagerie

2-1- Echographie doppler veineuse

L'échographie doppler veineuse était le seul moyen de diagnostic positif de la TV dans notre série ; elle était pratiquée chaque fois que le diagnostic de TV était suspecté.

2-1-1- Thrombose veineuse des membres inférieurs

- Il s'agissait de 91 hommes (41,9 %) et 126 femmes (58,1 %) d'âge moyen de 76,6 ans ± 7,6.
- La TVMI était la localisation la plus fréquente observée chez 217 malades

12

(99,1 %). Elle était de siège unilatéral dans 211 cas (97,2 %), bilatéral dans 6 cas (2,8 %). Elle était associée à une autre localisation de TV dans 4 cas.
- La TV était récidivante chez 20 patients (9,2 %).
- Les 3 localisations les plus fréquentes de la TVMI étaient :
* la veine fémorale commune (VFC) : 118 cas (54,4 %),
* la veine fémorale superficielle (VFS) : 109 cas (50,2 %),
* la veine poplitée (VP) : 106 cas (48,8 %).
Le reste des localisations est résumé dans le tableau suivant (tableau II).

Tableau II : Répartition de la thrombose des membres inférieurs selon les veines atteintes.

Localisation	Nombre de cas (n)	Pourcentage (%)
Veine fémorale commune (VFC)	118	54,4
Veine fémorale superficielle (VFS)	109	50,2
Veine poplitée (VP)	106	48,8
Veine iliaque externe (VIE)	71	32,7
Veine iliaque commune (VIC)	41	18,9
Veine tibiale (VT)	26	12
Veine saphène (VSa)	24	11,1
Veine fémorale profonde (VFP)	19	8,8
Veine surale (VSu)	18	8,3
Veine jumelle (VJu)	6	2,8
Veine péronière (VPé)	4	1,8
Veine iliaque interne (VII)	3	1,4
Veine soléaire (VSo)	1	0,5

- La localisation profonde proximale était la plus fréquente (38,2 %) suivie par la localisation profonde étendue (37,8 %) (tableau III).

Tableau III : Répartition des thromboses veineuses des membres inférieurs selon la localisation anatomique du thrombus.

Localisation	Nombre de cas (n)	Pourcentage (%)
TV profonde (TVP) proximale	83	38,2
TVP étendue	82	37,8
TVP distale	28	12,9
TVS étendue en profondeur	23	10,6
TV superficielle (TVS) isolée	1	0,4

2-1-2- Thrombose veineuse de siège insolite (tableau IV)

La TV insolite était notée dans 6 cas (2,7 %). Ces patients se répartissaient en 4 hommes (66,7 %) et 2 femmes (33,3 %). L'âge moyen de ce groupe de patients était de 74,2 ans ± 5,4.

La TV inhabituelle était dominée par la localisation au niveau de la veine cave inférieure (VCI) dans 3 cas puis la veine jugulaire (VJ) dans 2 cas, la veine subclavière (VSC) dans 1 cas, la veine céphalique (VCé) et basilique (VBa) dans 1 cas ainsi que la veine rénale (VR) dans 1 cas.

Tableau IV : Localisations de la thrombose veineuse insolite.

Cas	Localisation de la TV
Cas n°1	VJ
Cas n° 2	VJ + VSC
Cas n° 3	VCé + VBa
Cas n° 4	VCI
Cas n° 5	VCI
Cas n° 6	VCI + VR

- Au total, les localisations de la TVSA se répartissaient entre une localisation habituelle (membre inférieur) et inhabituelle ou insolite. Ces différents sièges sont résumés dans le tableau V.

Tableau V : Caractéristiques topographiques de la thrombose veineuse du sujet âgé.

Localisation	Nombre de cas (n)	Fréquence (%)
Membre inférieur isolé	213	97,3
Membre inférieur + VCI	2	0,9
Membre inférieur + membre supérieur	1	0,4
Membre inférieur +VCI + VR	1	0,4
Membre supérieur + VJ	1	0,4
VJ	1	0,4

2-1-3- Caractéristiques topographiques des thrombophlébites selon l'âge

Dans la tranche d'âge entre 65 et 74 ans, la TVMI était isolée chez 99 malades, elle était associée à une thrombose veineuse du membre supérieur (TVMS) dans 1 cas. Dans la même tranche d'âge, une TV jugulaire était isolée dans 1 cas, elle était associée à une TVMS dans l'autre cas.

Dans la tranche d'âge entre 75 et 105 ans, la TVMI était isolée chez 114 patients, elle était associée à une TV de siège abdominal dans 2 cas et à une TV du membre supérieur dans 1 cas.

L'analyse de la répartition des localisations de la TV par tranches d'âge (tableau VI) montre que les localisations de la TV au niveau des membres inférieurs étaient plus fréquentes dans la tranche d'âge plus de 75 ans sans être statistiquement significative ($p = 0,21$).

Tableau VI : Caractéristiques topographiques de la thrombose veineuse selon l'âge.

Tranche d'âge (ans)	[65-74] N=102		[75-105] N=117		P
Siège	N	%	N	%	
Membre inférieur	100	98	117	100	0,21
Membre Supérieur	1	1	1	0,9	-
Abdominal	1	1	2	1,7	-
Cervical	2	2	0	0	-

2-1-4- Caractéristiques topographiques de la thrombose veineuse selon le genre

Chez le genre masculin, la TVMI était isolée dans 88 cas, elle était associée à une TV abdominale dans 2 cas et à une TV du membre supérieur dans 1 cas. Concernant la TV cervicale, elle était associée à une TV du membre supérieur.

Chez le genre féminin, la TVMI était isolée chez 126 malades, elle était associée à une TV de siège abdominal dans 1 cas.

L'analyse de la répartition des localisations de la TV selon le genre (tableau VII) montre que :

* la TVMI était plus fréquente chez la femme sans que cette fréquence soit statistiquement significative,

16

* la TVMS ainsi que la TV de localisation abdominale étaient plus fréquentes chez les hommes.

Tableau VII : Caractéristiques topographiques de la thrombose veineuse selon le genre.

Genre	Hommes N=92		Femmes N=127		P
Siège	N	%	N	%	
Membres inférieurs	91	98,9	126	99,2	1
Membres supérieurs	2	2,2	0	0	0,17
Abdominal	2	2,2	1	0,8	0,57
Cervical	1	1,1	1	0,8	1

V- Facteurs de risque de la thrombose veineuse

Un facteur de risque (FDR) de TV était retrouvé chez 197 malades (90 %) : un seul FDR chez 68 patients (31,1 %), deux FDR chez 92 malades (42 %), trois FDR chez 32 malades (14,6 %) et quatre FDR chez 5 patients (2,3 %). Les différents FDR sont rapportés dans la figure 5.

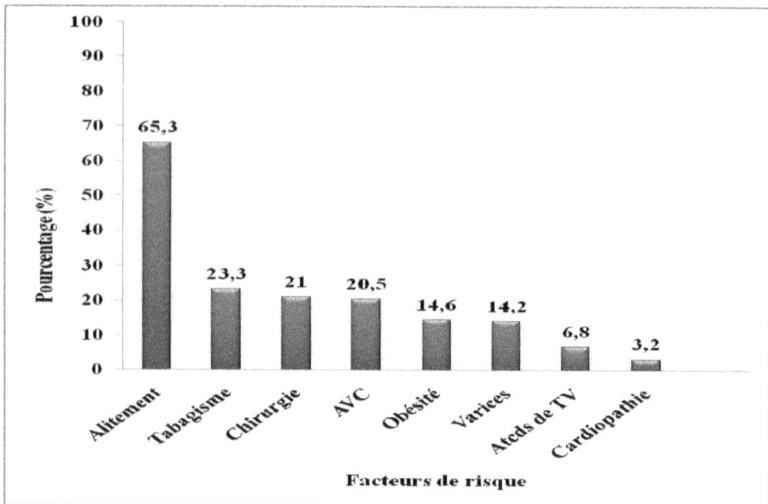

Figure 5 : Répartition des facteurs de risque de la thrombose veineuse.

1- Alitement
L'alitement était noté dans 143 cas (65,3 %). Il était isolé dans 19 cas (13,3 %) mais associé à un autre FDR dans 124 cas (86,7 %).

2- Tabagisme
Le tabagisme était observé dans 51 cas (23,3 %). Il s'agissait de 46 hommes (90,2 %) et de 5 femmes (9,8 %). Seize patients (7,3 %) étaient chiqueurs de "Naffa" (tabac).

3- Chirurgie récente
Une intervention chirurgicale récente, dans les 2 mois précédant l'épisode de TV, était notée chez 46 patients (21 %). Un malade avait subi 2 chirurgies durant la même période. Une anticoagulation préventive était prescrite chez 19 malades (41,3 %), non prescrite dans 5 cas (10,9 %) et elle n'était pas précisée chez 22 malades (47,8 %).
La nature de l'intervention chirurgicale était :
☐☐une chirurgie orthopédique : 26 cas,
☐☐une chirurgie digestive : 11 cas,
☐☐une chirurgie cardiovasculaire : 5 cas,
☐☐une chirurgie urologique : 5 cas.

4- Accident vasculaire cérébral (AVC)
L'AVC était constaté chez 45 malades (20,5 %). Il était ischémique dans 33 cas (73,3 %), hémorragique dans 3 cas (6,7 %) et de nature non précisée dans 9 cas (20 %). L'AVC évoluait depuis un mois en moyenne, gardant des

séquelles à type d'hémiplégie (n = 30 cas) ou d'hémiparésie (n = 15 cas) et occasionnant, en conséquence, un alitement. La TV était symptomatique dans tous les cas, profonde dans 91 % des cas et superficielle dans 9 % des cas. La TVP était proximale (46,3 %), distale (12,2 %) et étendue (41,5 %).

5- Obésité
L'obésité était observée chez 32 patients (14,6 %). Elle était plus fréquente chez les femmes (23 femmes soient 71,9 % versus 9 hommes soient 28,1 %) avec une corrélation non statistiquement significative (p = 0,12).

6- Varices des membres inférieurs
Les varices des MI étaient constatées chez 31 patients (14,2 %). Il s'agissait de 16 femmes (51,6 %) et de 15 hommes (48,4 %). Elles étaient plus fréquentes chez les femmes avec une corrélation non statistiquement significative (p = 0,43) et se compliquaient de TVS dans 16,1 % des cas.

7- Antécédents de thrombose veineuse (Atcds de TV)
Un antécédent de TV était noté chez 15 malades (6,8 %). Il s'agissait d'un seul épisode dans tous les cas. Le délai moyen de récidive était de 7,6 ans (extrêmes : 4 mois et 17 ans).

8- Insuffisance cardiaque (InC)
L'InC était observée dans 7 cas (3,2 %). Elle était à type d'InC droite dans 3 cas et d'InC globale dans 4 cas.

9- Déshydratation
Aucun cas de déshydratation n'a été mentionné dans notre étude.

VI- Etiologies de la thrombose veineuse
Dans notre série, une étiologie était retenue chez 84 patients (38,4 %).
Il s'agissait d'une thrombophilie (23,7 % par rapport à la série totale), une néoplasie (14,6 %), une maladie systémique (3,1 %) et une iatrogénie (0,4 %).
La cause était indéterminée dans 135 cas (61,6 %).
La répartition des patients selon les étiologies est représentée dans la figure 6.

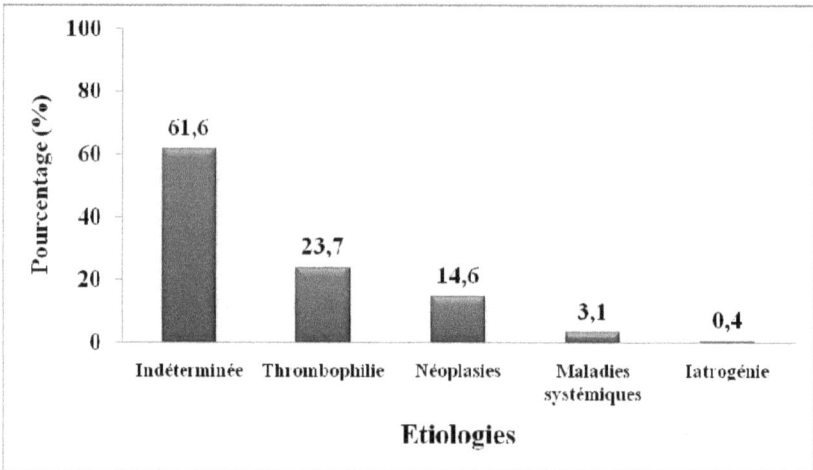

Figure 6 : Répartition des malades selon les étiologies.

1- Thrombophilie

La thrombophilie était l'étiologie la plus fréquente dans notre série. Elle était observée chez 52 patients soit une fréquence de 23,7 % par rapport à la série totale et 61,9 % par rapport à toutes les étiologies.

1-1- Thrombophilie acquise
1-1-1- Hyperhomocystéinémie

- Elle était observée chez 50 malades soit une fréquence de 59,5 % par rapport à toutes les étiologies. Le taux moyen d'homocystéinémie était de 20,04 µmol/l (valeur normale : 5-15 µmol/l) avec des extrêmes entre 15,31 et 36,42 µmol/l. Il s'agissait de 23 hommes (46 %) et 27 femmes (54 %). L'HH était plus fréquente dans la tranche d'âge entre 65 et 74 ans.
- La TV était récidivante chez 7 malades (14 %).
- Le siège de la TV était au niveau du :
* membre inférieur : 49 cas,
* membre inférieur +VCI : 1 cas,
- L'HH était associée à une néoplasie dans 2 cas.

1-1-2- Autres

Aucun cas de syndrome des antiphospholipides (SAPL) n'était noté dans notre série.

1-2- Thrombophilie constitutionnelle

Elle était représentée par le déficit en antithrombine (AT), observé chez 2 malades, soit une fréquence de 0,9 % par rapport à la série totale et de 2,4 % par rapport à toutes les étiologies. Il s'agissait de 2 hommes, âgés

20

respectivement de 76 ans. La TV intéressait le membre inférieur dans les 2 cas. Elle était récidivante chez les 2 patients.

2- Néoplasie

2-1- Epidémiologie

Une néoplasie était diagnostiquée chez 32 malades soit une fréquence de 14,6% par rapport à la série totale et de 38,1 % par rapport à toutes les étiologies. Il s'agissait de 18 hommes (56,2 %) et 14 femmes (43,8 %). La néoplasie était plus fréquente dans la tranche d'âge entre 65 et 74. La TV était survenue au cours de l'évolution d'une néoplasie chez 19 malades (59,4%). Elle était révélatrice de la néoplasie chez 13 patients (40,6 %). La TV était récidivante dans 2 cas (6,3 %).

2-2- Type de la néoplasie

☐☐Il s'agissait d'un cancer solide dans 30 cas (93,7 %) :

☐☐cancer urologique dans 11 cas : de la prostate (5 cas), de la vessie (3cas), du rein (2 cas) et de l'uretère (1 cas),

☐☐cancer digestif dans 8 cas : colorectal (3 cas), duodénal (1 cas), pancréatique (3 cas) et de la vésicule biliaire (1 cas),

☐☐cancer broncho-pulmonaire (4 cas),

* cancer gynécologique dans 3 cas : du col de l'utérus (2 cas) et de l'ovaire (1 cas).

* cancer du parenchyme cérébral (2 cas),

* mélanome malin (2 cas).

☐☐Il s'agissait d'une hémopathie dans 2 cas (6,3 %) :

* leucémie lymphoïde chronique (1 cas),

☐☐syndrome myéloprolifératif (SMP) (1 cas) : Maladie de Vaquez.

2-3- Topographie de la thrombose veineuse

La localisation de La TV était au niveau du :

* membre inférieur : 29 cas,

* membre inférieur + membre supérieur : 1 cas,

* membre inférieur + VCI + VR : 1 cas,

* veine jugulaire : 1 cas.

3- Maladies systémiques ou inflammatoires

Les maladies systémiques ou inflammatoires étaient constatées chez 7 malades soit une fréquence de 3,1 % par rapport à la série totale et de 8,3 % par rapport à l'ensemble des étiologies.

3-1- Maladie de Behçet (MB)

La MB était observée chez 1 patient. La TV était survenue au cours de l'évolution de la maladie. Il s'agissait d'un homme âgé de 70 ans, diagnostiqué porteur d'une MB depuis l'âge de 40 ans devant une aphtose bipolaire récidivante et des lésions de pseudofolliculite, étant sous colchicine. La TV intéressait la veine poplitée. C'était un seul épisode de TV sans

récidive.
3-2- Maladie de Buerger
La maladie de Buerger était notée dans 1 cas bien que pathologie du sujet jeune, de genre masculin et fumeur.
Observation
Il s'agissait d'une patiente âgée de 73 ans, chiqueuse de "Naffa" depuis 50 ans, qui se présentait pour une grosse jambe gauche douloureuse, une cyanose et une froideur des orteils gauches. L'écho doppler veineux montrait une thrombose veineuse superficielle étendue en profondeur et l'écho doppler artériel notait une occlusion de l'artère fémorale superficielle. Sous traitement anticoagulant et vasodilatateur, l'évolution était défavorable avec apparition de lésions de nécrose distale. La patiente avait eu une amputation trans métatarsienne. L'examen anatomopathologique montrait des vaisseaux sanguins de type artériel et veineux, de petit et moyen calibre avec des lumières totalement oblitérées par des thromboses fibrino cruoriques ; ces thrombus sont par endroits, infiltrés par des cellules inflammatoires ; cet aspect histologique était compatible avec une thromboangéite oblitérante.

3-3- Autres maladies inflammatoires
3-3-1- Maladie de Horton (MH)
La MH était constatée dans 1 cas soit une fréquence de 1,2 % par rapport à toutes les étiologies. Il s'agissait d'une femme, âgée de 78 ans. La TV était survenue au cours de l'évolution de la maladie. Elle était unilatérale. Sa localisation était au niveau de la veine fémorale commune.

3-3-2- Pseudo-polyarthrite-rhizomélique (PPR)
Deux femmes, âgées respectivement de 74 et de 70 ans, présentaient une PPR. La TV était non récidivante et son siège était au niveau du membre inférieur dans les 2 cas.

3-3-3- Polyarthrite rhumatoïde (PR)
La TV était observée dans 2 cas de PR. Il s'agissait dans le premier cas d'une femme âgée de 85 ans qui présentait un seul épisode de TV du membre inférieur. Le deuxième cas correspondait à un patient âgé de 70 ans qui avait une TV profonde, étendue du membre inférieur. La TV était survenue au cours de l'évolution de la connectivite dans les 2 cas.

4- Iatrogénie
La TV était observée chez un malade soit une fréquence de 0,4 % par rapport à tous les patients et de 1,2% par rapport à toutes les étiologies. Il s'agissait d'une TV de siège insolite qui atteignait la veine jugulaire et la veine subclavière droites.
La thrombose était en rapport avec un " Pace Maker " mis en place pour un bloc auriculo ventriculaire complet.

5- Thrombose veineuse d'étiologie indéterminée

La TV était d'origine indéterminée chez 135 malades (61,6 %) ; seul le FDR était retrouvé mais l'enquête étiologique exhaustive était négative.

6- Caractéristiques étiologiques de la thrombose veineuse selon l'âge

La répartition des différentes étiologies de TV selon l'âge ne montre aucune différence statistiquement significative entre les deux groupes (tableau VIII).

Tableau VIII : Caractéristiques étiologiques de la thrombose veineuse selon les tranches d'âge.

Tranche d'âge (ans)	[65-74] N=102		[75-105] N=117		P
Etiologies	N	%	N	%	
Hyperhomocystéinémie	28	27,5	22	18,8	0,12
Déficit en AT	0	0	2	1,7	0,50
Néoplasie	15	14,7	17	14,5	0,97
Maladies inflammatoires	5	4,9	2	1,7	0,34
Iatrogénie	1	1	0	0	0,46
Origine indéterminée	60	58,8	75	64,1	0,42

7- Caractéristiques étiologiques de la thrombose veineuse selon le genre

La répartition des étiologies de la TV selon le genre (tableau IX) montre que :
les TV associées à l'hyperhomocystéinémie et à la néoplasie étaient plus fréquentes chez l'homme sans que cette fréquence soit statistiquement significative,
la TV idiopathique et la TV d'origine inflammatoire étaient plus fréquentes chez les femmes sans que la fréquence soit statistiquement significative.

Tableau IX : Répartition des étiologies de la thrombose veineuse selon le genre.

Genre	Hommes N=92		Femmes N=127		P
Etiologies	N	%	N	%	
Hyperhomocystéinémie	23	25	27	21,3	0,51
Déficit en AT	2	2,2	0	0	0,17
Néoplasie	18	19,6	14	11	0,07
Maladies inflammatoires	2	2,2	5	3,9	0,70
Iatrogénie	1	1,1	0	0	0,42
Origine indéterminée	53	57,6	82	64,6	0,29

8- Répartition topographique de la thrombose veineuse selon l'étiologie

- La répartition des thrombophlébites selon le siège et l'étiologie est représentée dans le tableau X.

Tableau X : Répartition topographique selon l'étiologie.

Siège	Membre inférieur (n=217)		Veine cave inférieure (n=3)		Membre supérieur (n=2)		Veine jugulaire (n=2)		Veine rénale (n=1)	
Etiologies	N	%	N	%	N	%	N	%	N	%
Hyperhomocystéinémie	50	23	1	33,3	0	0	0	0	0	0
Déficit en AT	2	0,9	0	0	0	0	0	0	0	0
Néoplasie	31	14,3	2	66,6	1	50	1	50	1	100
Maladie inflammatoire	7	3,2	0	0	0	0	0	0	0	0
Iatrogénie	0	0	0	0	1	50	1	50	0	0
Origine indéterminée	135	62,2	1	33,3	0	0	0	0	0	0

* La TVMI était secondaire fréquemment à une hyperhomocystéinémie (23%) et à une néoplasie (14,3%). Elle était idiopathique dans 62,2 % des cas.
* La thrombose cave était associée à une néoplasie dans un cas. Elle était multifactorielle (néoplasie et homocystéinémie) dans un autre cas. L'enquête étiologique était négative dans le troisième cas.
* La thrombose jugulaire était d'origine néoplasique dans un cas. L'iatrogénie était en cause dans l'autre cas.
* La thrombose de la veine rénale était en rapport avec une néoplasie.
* Le siège insolite de la TV était dans la plupart des cas, secondaire à une étiologie bien déterminée.
- La répartition des étiologies de la TV selon la localisation anatomique du thrombus est représentée dans le tableau suivant (tableau XI).

Tableau XI : Répartition de la thrombose veineuse selon la cause et le siège anatomique du thrombus.

Siège	TVP proximale (n=85)		TVP étendue (n=82)		TVP distale (n=28)		TVS étendue en profondeur (n=23)		TVS isolée (n=1)	
Etiologies	N	%	N	%	N	%	N	%	N	%
Hyperhomocystéinémie	13	15,3	24	29,3	9	32,1	4	17,4	0	0
Déficit en AT	2	2,3	0	0	0	0	0	0	0	0
Néoplasie	16	18,8	9	11	3	10,7	4	17,4	0	0
Maladie inflammatoire	3	3,5	2	2,4	1	3,6	1	4,3	0	0
Iatrogénie	1	1,2	0	0	0	0	0	0	0	0
Origine indéterminée	51	60	51	62,2	17	60,7	15	65,2	1	100

- La TVP proximale et la TVP distale étaient le plus souvent idiopathiques. L'hyperhomocystéinémie et la néoplasie n'étaient pas des éléments discriminatifs.

9- Caractéristiques étiologiques de la thrombose veineuse récidivante (TVR)

- La TVR était constatée dans 20 cas (9,1 %). Elle était survenue chez 10 femmes (50 %) et 10 hommes (50 %).
- Une néoplasie associée à une hyperhomocystéinémie était à l'origine d'une TVR dans 2 cas.

* Le bilan étiologique de TVR était négatif dans 55 % des cas (tableau XII).
* Selon le tableau suivant, le déficit en AT était le plus pourvoyeur de récidive thrombotique.

Tableau XII : Caractéristiques étiologiques de la thrombose veineuse récidivante.

Tranche d'âge (ans)	Un épisode de TV N=199		TVR N=20		P
Etiologies	N	%	N	%	
Hyperhomocystéinémie	44	22,1	6	30	0,60
Déficit en AT	0	0	2	10	0,008
Néoplasie	30	15,1	2	10	0,74
Maladies inflammatoires	6	3	1	5	0,49
Iatrogénie	1	0,5	0	0	1
Origine indéterminée	124	62,3	11	55	0,52

VII- Evolution
1- Evolution favorable
L'évolution était favorable sans incident ni récidive chez 60 malades (27,4 % des cas).

2- Complications liées à la thrombose veineuse (figure 7)
Les complications liées à la TV étaient : une embolie pulmonaire (12,8 %), une récidive de la TV (9,1 %) et une maladie post phlébitique (1,4 %).

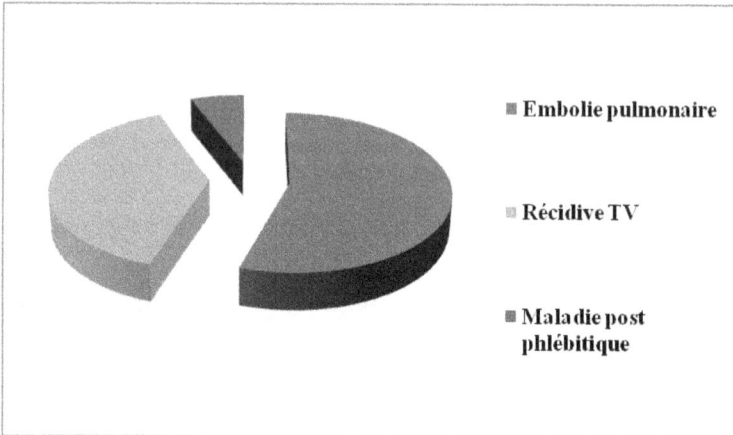

Figure 7 : Complications liées à la thrombose veineuse.

2-1- Embolie pulmonaire

L'EP était la complication la plus fréquente. Elle était constatée chez 28 malades (12,8 % des cas). Elle précédait le diagnostic de la TV dans 1 cas, succédait le diagnostic de la phlébite dans 26 cas et elle est concomitante à la phlébite dans 1 cas. Le délai de diagnostic de l'EP par rapport à la phlébite était environ de 5 jours. L'EP était unilatérale chez 13 malades, bilatérale dans 13 cas et massive dans 9 cas. Elle n'avait pas entraîné de décès dans notre série.

2-2- Récidive de la thrombose veineuse

Une TVR était observée chez 20 malades (9,1 %). Une néoplasie associée à une hyperhomocystéinémie étaient à l'origine d'une TVR dans 2 cas. Les caractéristiques de la TVR sont résumées dans le tableau XIII.

Tableau XIII : Caractéristiques de la thrombose veineuse récidivante.

TVR Nombre de cas (n)	20 cas	
Délai moyen de la récidive	14 mois Extrêmes : 3 mois-3 ans	
		Nombre de cas (n)
Traitement en cours	Anti-vitamine K (AVK) (oui)	4 cas
	AVK (non)	8 cas
	Non précisé	8 cas
Topographie	Même membre	9 cas
	Membre controlatéral	2 cas
	Non précisée	9 cas
Etiologies	HH	6 cas
	Déficit en AT	2 cas
	Néoplasie	2 cas
	MH	1 cas
	Indéterminée	11 cas

2-3- Maladie post phlébitique (MPP)

Dans notre série, une MPP était constatée chez 3 patients (1,4 %). Elle était secondaire à une TVP étendue dans tous les cas.

2-4- Phlébite bleue

Aucun cas de phlébite bleue n'a été constaté dans notre série.

3- Complications liées au traitement

Les complications liées au traitement étaient à type d'un surdosage uniquement biologique en AVK (50,2 % par rapport à la série totale), d'une hémorragie (17,4 %), d'une thrombopénie à l'héparine (1,4 %) et d'une nécrose aux AVK dans 0,5 % des cas (figure 8).

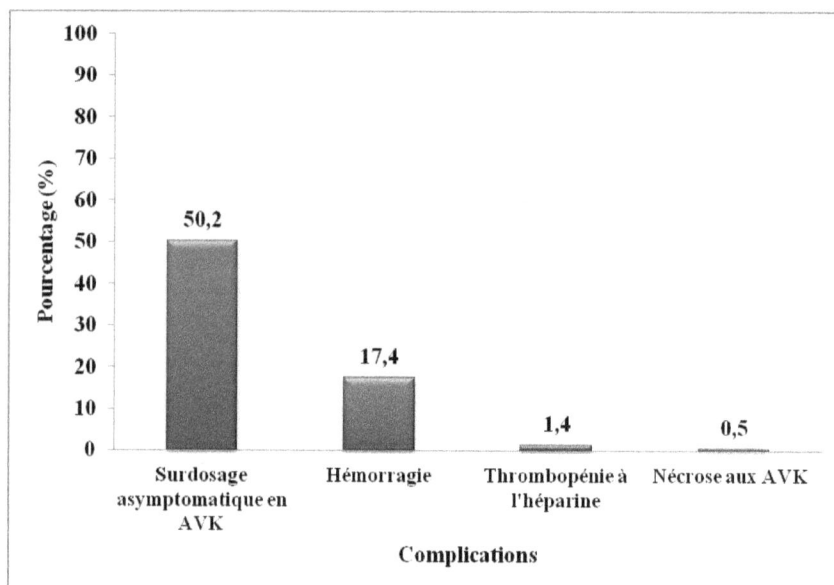

Figure 8 : Complications du traitement de la thrombose veineuse.

3-1- Surdosage asymptomatique en anti-vitamine K

Cent-dix patients (50,2 %) présentaient un surdosage uniquement biologique en AVK.

3-2- Complication hémorragique

Une complication hémorragique était constatée chez 38 patients soit une

fréquence de 17,4 % par rapport à la série totale. Un surdosage en héparine non fractionnée (HNF) était à l'origine d'un seul accident hémorragique (2,6 %) alors les AVK étaient incriminés dans 97,4 % de ces accidents. Certains malades avaient deux complications hémorragiques.
La figure 9 illustre les différentes complications hémorragiques.

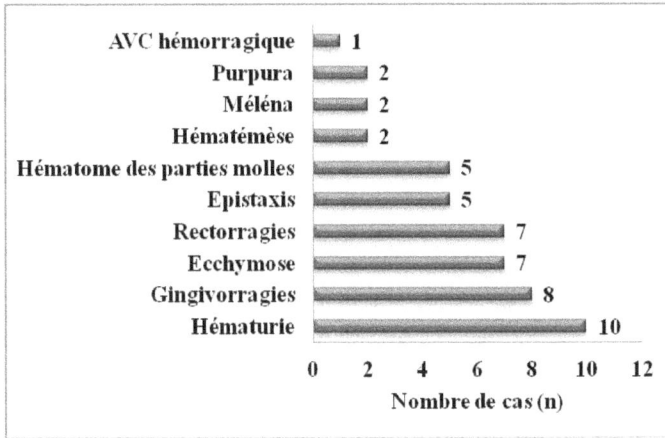

Figure 9 : Complications hémorragiques observées dans notre série.

L'hématurie était le saignement le plus fréquent (10 cas) suivie par les gingivorragies (8 cas), les rectorragies (7 cas) et les ecchymoses cutanées (7 cas). Un état de choc (EDC) hémorragique était constaté chez 2 malades.

3-3- Thrombopénie induite par l'héparine (TIH)
Trois cas de thrombopénie à l'héparine ont été notés.

3-4- Nécrose aux anti-vitamine K
Une nécrose aux AVK était notée dans 1 cas.

Observation
Il s'agissait d'une patiente, âgée de 70 ans, obèse, diabétique, hypertendue, cholécystectomisée, alitée depuis un mois et qui présentait une thrombose de la veine poplitée gauche confirmée par un écho doppler veineux des membres inférieurs. La biologie montrait une hyperhomocystéinémie. A une semaine de traitement par AVK, elle présentait un placard inflammatoire, infiltré de la face externe de la cuisse gauche, surmonté d'une lésion nécrotique et hémorragique. La numération et formule sanguine montrait une hyperleucocytose ; la c-réactive-protéine était à 80 mg/l. La conduite à tenir était d'arrêter les AVK, prescrire une triple antibiothérapie à base de métronidazole, ofloxacine et de céfapirine. Une excision chirurgicale était pratiquée. Une réintroduction prudente des AVK était préconisée. L'évolution

était marquée par la régression du placard inflammatoire et de la lésion nécrotique. Aucune récidive n'a été décelée. Le diagnostic d'une nécrose cutanée aux anti-vitamine K était alors retenu.

4- Décès

Quatre décès (1,8 %) étaient déplorés dans notre série dont 2 étaient imputables à un EDC hémorragique non récupérable, lié à un surdosage en AVK. Les 2 autres étaient en rapport avec un EDC cardiogénique en rapport avec une cardiopathie ischémique dans les 2 cas.

5- Caractéristiques évolutives de la thrombose veineuse selon le genre

L'étude de l'évolution de la TV selon le genre (tableau XIV) montre que :
* l'embolie pulmonaire et la récidive de la TV étaient plus fréquentes chez les femmes sans différence significative,
* la complication hémorragique était significativement plus fréquente chez la femme (p = 0,01),
* le surdosage biologique en AVK était noté chez 69,3 % des femmes et 64,1% des hommes ; il était plus fréquent chez le genre féminin sans que la fréquence soit statistiquement significative.

Tableau XIV : Evolution de la thrombose veineuse selon le genre.

Genre	Hommes N=92		Femmes N=127		P
Evolution	N	%	N	%	
Embolie pulmonaire	13	14,1	15	11,8	0,61
Récidive de la TV	10	10,9	10	7,9	0,82
Maladie post phlébitique	2	2,2	1	0,8	0,57
Surdosage asymptomatique en AVK	50	54,3	60	47,2	0,42
Hémorragie	9	9,8	29	22,8	0,01

6- Caractéristiques évolutives de la thrombose veineuse selon l'âge

L'analyse des caractéristiques évolutives de la TV par tranches d'âge (tableau XV) montre que :
* l'embolie pulmonaire était significativement plus fréquente dans la tranche d'âge entre 65 et 74 ans (p = 0,001),
* la TVR et la maladie post phlébitique intéressaient surtout la tranche d'âge entre 65 et 74 ans,
* le saignement était plus fréquent chez le sujet âgé de moins de 75 ans.

Tableau XV : Caractéristiques évolutives de la thrombophlébite selon les tranches d'âge.

Tranche d'âge (ans)	[65-74] N=102		[75-105] N=117		P
Evolution	N	%	N	%	
Embolie pulmonaire	21	20,6	7	6	0,001
Récidive de la TV	12	11,8	6	5,1	0,07
Maladie post phlébitique	3	2,9	0	0	0,09
Surdosage asymptomatique en AVK	51	50	59	50,4	0,87
Hémorragie	18	17,6	20	17,1	0,91

VIII-Traitement de la thrombose veineuse

Dans notre étude, tous les patients étaient traités soit une fréquence de 100%. Les moyens thérapeutiques étaient basés essentiellement sur l'héparine non fractionnée, l'héparine de bas poids moléculaire (HBPM), les anti-vitamine K, les antiagrégants plaquettaires (AAP) et le traitement symptomatique.

1- Moyens pharmacologiques
1-1- Héparine

1-1-1- Héparine non fractionnée ou héparinate de sodium
Elle était utilisée par voie intraveineuse (IV), à la dose de 3-5mg / kg / jour, chez 46 malades soit 21 % des cas.

1-1-2- Héparine de bas poids moléculaire
Elle était instaurée en première intention chez 172 patients soit 78,5 % des cas. Elle était utilisée en relais à l'héparinate de sodium dans 1 cas.
L'héparine (HNF ou HBPM) n'était pas prescrite chez une patiente.

1-2- Anti-vitamine K
Les AVK étaient prescrits chez 214 malades (97,7 %). Ils étaient en relais du traitement par héparine, chez 204 malades. L'acénocoumarol (Sintrom®) était utilisé dans 213 cas alors que le fluindione (Préviscan®) était instauré dans un cas. Les 5 autres malades étaient mis sous HBPM.

1-3- Antiagrégants plaquettaires
Les AAP étaient prescrits chez 12 malades (5,5 %). Ils étaient en relais du traitement par AVK dans tous les cas. Il s'agissait de patients ayant une hyperhomocystéinémie (3 cas), une néoplasie (1 cas) et une TV avec une étiologie indéterminée (8 cas).

1-4- Durée du traitement
La durée du traitement par héparine, AVK et AAP variait selon l'étiologie, la topographie et le caractère récidivant ou non de la TV.

1-4-1- En cas de thrombose veineuse profonde proximale
Au cours de l'hyperhomocytéinémie :
Treize patients avaient une TVP proximale associée à une HH ; la durée moyenne du traitement anticoagulant était de 10 mois. Six malades (46,2 %) étaient perdus de vue.

Au cours de la néoplasie :
Une néoplasie était associée à une TVP proximale dans 16 cas ; la durée moyenne du traitement anticoagulant était de 8 mois.

Au cours de la maladie inflammatoire chronique :
Trois malades présentaient une TVP proximale associée à une affection inflammatoire ; la durée moyenne de traitement était de 5 mois. Un malade était perdu de vue.

En cas de déficit en antithrombine :
Une TVP proximale était associée à un déficit en AT dans 2 cas. La durée moyenne du traitement anticoagulant était de 4 mois.

En cas d'étiologie indéterminée :
Cinquante et un malades, ayant une TVP proximale de cause indéterminée, étaient sous traitement anticoagulant dont la durée moyenne était de 3 mois et 8 jours. Trente patients (58,8 %) étaient perdus de vue.
- En cas de premier épisode de TV idiopathique, la durée moyenne du traitement était de 3 mois.

- En cas de TV idiopathique récidivante, la durée moyenne de l'anticoagulation était de 7 mois.

1-4-2- En cas de thrombose veineuse profonde distale

☐Au cours de l'hyperhomocytéinémie :

Neuf malades avaient une TVP distale survenant au cours d'une hyperhomocystéinémie ; la durée moyenne du traitement était de 6 mois et 9 jours.

☐Au cours de la maladie de Behçet :

Une maladie était notée dans 1 cas. La durée de l'anticoagulation était de 15 mois et 15 jours.

☐Au cours de la néoplasie :

Une TVP distale survenait au cours de l'évolution d'une néoplasie dans 3 cas. La durée du traitement était de 11 mois et 4 jours (extrêmes : 3 mois - 22 mois).

☐En cas d'étiologie indéterminée :

Une TV était idiopathique dans 60,7 % des cas. La durée moyenne du traitement était de 3 mois et 10 jours.

☐En cas de TV récidivante :

La durée moyenne de l'anticoagulation était de 11 mois.

1-4-3- En cas de thrombose veineuse superficielle

Un traitement anticoagulant était instauré dans tous les cas. **Une TVS étendue en profondeur** était constatée chez 23 malades (95,8 %) ; la durée moyenne du traitement anticoagulant dans ces cas était de 5 mois.

Onze malades (47,8 %) étaient perdus de vue.

Une TVS isolée était observée dans 1 cas. La durée du traitement est de 4 jours. Le malade était perdu de vue.

1-4-4- En cas de thrombose veineuse et néoplasie

Le traitement par héparine était utilisé dans tous les cas. Le traitement par AVK était prescrit en relais du traitement par héparine chez 23 patients (71,9%), pendant une durée moyenne de 5 mois et 7 jours. Parmi ces malades, 20 (86,9 %) étaient perdus de vue. Un traitement par HBPM était maintenu chez 9 malades (28,1 %) pendant une durée moyenne de 4 mois. Parmi ces 9 patients, 6 (66,6 %) étaient perdus de vue. Un traitement par AAP, en relais du traitement par AVK, était prolongé au long cours chez 1 malade.

2- Moyens physiques

2-1- Compression ou contention élastique

La compression élastique était instaurée chez 88 malades (40,2 % des cas).

2-2- Lever précoce

Une déambulation précoce était préconisée chez tous nos patients.

Discussion

Selon la description de Virchow, la formation de thrombus veineux résulte de l'altération du flux sanguin (stase), de la paroi vasculaire et de la composition sanguine (hypercoagulabilité). La contribution exacte de chaque composante à la formation de thrombus dépend également individuellement des facteurs de risque thromboemboliques veineux présents. Chez le SA, en dehors des pathologies constitutionnelles, l'incidence des pathologies acquises majorant le risque thromboembolique veineux (néoplasies, immobilisation prolongée, obésité, varices, insuffisance cardiaque, insuffisance respiratoire chronique, antécédents d'infarctus du myocarde, d'accident vasculaire cérébral, de TV profonde ou d'embolie pulmonaire) est plus élevée. L'augmentation d'événements thrombotiques veineux chez le SA est multifactorielle [3, 4]. Elle fait intervenir des modifications survenant au niveau des vaisseaux mais également la modification de facteurs circulants de coagulation, de fibrinolyse et de fonction plaquettaire.

La TV représente, encore chez la personne âgée, un problème de santé majeur et ce malgré l'amélioration de la prophylaxie et les avancées diagnostiques.

I- Epidémiologie

1- Incidence

L'incidence de la MTEV varie selon les populations étudiées, les méthodes diagnostiques et le mode de recueil épidémiologique.

L'incidence annuelle d'un premier épisode de TV augmente de façon exponentielle avec l'âge [5]. Dans une étude française, Oger retrouve une incidence annuelle de 0,28 % entre 20 et 39 ans et de 5 % après 75 ans [2]. En outre, dans l'étude de Silverstein and al., l'incidence d'un premier évènement thromboembolique veineux (ETEV) passait d'un taux faible avant l'âge de 15 ans (< 5 pour 1000 habitants par an) à environ 450 à 600 pour 1000 habitants par an après 80 ans [6]. Dans une série tunisienne, Ben Salem et col. [7] retrouvent une incidence de 17,1 nouveaux cas de TVP par an. Dans une autre série tunisienne [8], l'incidence était de 2,3 nouveaux cas par an dans la tranche d'âge plus de 75 ans. Notre série révèle une incidence de 15,6 nouveaux cas par an.

2- Genre

Le genre ne semble pas influencer l'incidence globale de la TV. Dans certaines études, on a démontré une incidence plus importante chez les hommes de plus de 75 ans [1]. Dans la série de Heit and al., l'incidence de la TV était plus importante chez l'homme âgé plus que 65 ans (figure 10) [9]. Le genre féminin était discrètement prédominant dans notre série (58 %). Aucune corrélation statistiquement significative n'était retrouvée entre l'âge et le genre des patients.

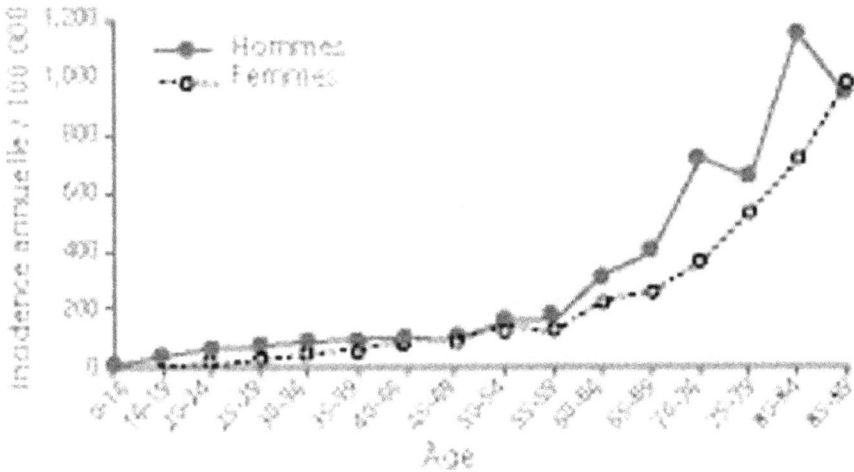

Figure 10 : Incidence annuelle d'événement thromboembolique veineux ajustée par âge et par genre [9].

3- Age

L'incidence de la MTEV augmente avec l'âge qui est un FDR thromboembolique veineux indépendant (figure10) [9]. Cette incidence atteignait, dans l'étude d'Oger and al. [2], 12,5 pour 1000 habitants chez les sujets de plus de 75 ans contre 5 pour 1000 habitants chez les sujets entre 60 et 75 ans et 2,5 pour 1000 habitants chez les sujets âgés de 40 à 59 ans. Dans notre étude, l'incidence de la TV est plus importante dans la tranche d'âge plus que 75 ans.

II- Diagnostic positif de la thrombose veineuse
1- Symptomatologie clinique
1-1- Thrombose veineuse des membres inférieurs

La TVMI est la thrombose la plus fréquente chez le SA. Le signe clinique le plus souvent rencontré, seul ou associé à d'autres, est l'oedème [10, 7].
On rejoint la littérature par les données de notre série puisque l'oedème était noté dans 99,1 % des cas néanmoins, le diagnostic clinique de TVP reste difficile car aucun signe n'est assez spécifique et sensible [10].
Anand [11], dans une revue de la littérature sur le diagnostic de la TVP confirme que l'examen clinique a une rentabilité variable, une sensibilité allant de 60 à 96 % et une spécificité de 20 à 72 %. De plus, les TVP asymptomatiques augmentent significativement avec l'âge. L'étude Tadeus [12] retrouve une prévalence de TVP asymptomatiques à l'admission dans un service de Médecine Interne de 3,3 % entre 55 et 69 ans, 4,1 % entre 70 et 80

37

ans et 17,8 % chez les plus de 80 ans. D'autant plus que ces TVP asymptomatiques peuvent être graves. En fait, dans l'étude de Tiganas and al. [10], 12 % des patients asymptomatiques présentaient des TV, dont la moitié sont graves, car proximales. Par ailleurs, la TVMI est sous-diagnostiquée chez la personne âgée car la présentation clinique est souvent atypique dans cette population. Une étude a montré que la prévalence des symptômes typiques d'une TVP comme la douleur au membre inférieur et la difficulté à marcher, est significativement plus basse chez les patients âgés de plus de 70 ans [13]. Donc, dans une population âgée où l'incidence des TVP notamment asymptomatiques est si importante ; il est alors nécessaire de disposer d'outils diagnostiques fiables et faciles à appliquer.

1-2- Thrombose veineuse de siège insolite

Les TVSA de siège insolite sont significativement moins fréquentes par rapport à la TVMI. La revue de la littérature trouve peu d'études intéressées à la TVSA de siège insolite. Dans la série de Ben Salem et col. [7], la TV de localisation inhabituelle était constatée dans 6 cas (2,5 %), elle touchait le cerveau et la région abdominale. Dans notre série, la TV insolite survenait chez 6 malades (2,7 %).

1-2-1- Thrombose veineuse cervicale

Elle peut se manifester par un oedème unilatéral du cou et du MS [14], une douleur cervicale. Dans notre étude, deux malades avaient une TV cervicale révélée par un oedème et une douleur du cou.

1-2-2- Thrombose veineuse du membre supérieur

Elle représente 2 % des TV des membres. Elle est rarement asymptomatique, elle s'accompagne, le plus souvent, d'une douleur cervicale et d'un oedème du bras [15]. Dans notre série, la TVMS était notée dans 2 cas. L'oedème et la douleur du bras étaient les 2 signes rencontrés.

1-2-3- Thrombose veineuse abdominale

Les signes cliniques sont à type de douleurs abdominales et lombaires, une circulation veineuse collatérale et un oedème bilatéral des MI.
Dans notre série, la TV abdominale était constatée chez 3 malades, la douleur abdominale était le symptôme le plus fréquent.

2- Score de probabilité clinique de Wells (annexe 2)

Des études récentes ont démontré que l'utilisation d'une stratégie diagnostique qui associe l'évaluation clinique à des examens paracliniques non invasifs, améliore considérablement le rendement diagnostique. Dans ce but, Wells and al. ont élaboré un score de probabilité clinique de TVP qui intègre les données de l'examen clinique, les facteurs de risque et la présence d'un diagnostic différentiel [16]. Ce score appliqué dans une population de patients suspects de TVP, conditionne la démarche diagnostique car il permet de standardiser et de simplifier l'évaluation clinique, d'identifier des groupes de patients à risque différent de thrombose, qui vont bénéficier d'une prise en charge adaptée et d'optimiser les performances de l'échographie veineuse [17, 18]. En fait, la prévalence de la TVP dépend du score de probabilité clinique : 5 % de TVP pour le score faible, 33 % pour le score modéré et 85% pour le score élevé [16, 17]. Ces résultats obtenus chez des sujets ambulatoires, se confirment pour les patients hospitalisés : prévalence de 10%, 19,7 % et 76 % respectivement, pour les scores faible, modéré et élevé [19]. Ce score de Wells ne peut pas cependant, être appliqué pour les TV de siège insolite. On n'a pas utilisé ce score de probabilité clinique pour les patients âgés étant donné qu'ils sont recrutés avec un écho doppler veineux confirmant la TV.

3- Echographie doppler veineuse
3-1- Thrombose veineuse des membres inférieurs
L'échographie doppler veineuse des membres inférieurs est aujourd'hui l'examen complémentaire non invasif, de référence, le plus précis pour le diagnostic de la TVP avec une excellente sensibilité pour le diagnostic de la TVP proximale symptomatique (sensibilité de 97 %, spécificité de 99 %). Il a toutefois quelques limites concernant l'exploration des veines surales chez des patients asymptomatiques (sensibilité de 73 %, spécificité de 94 %) [20]. Or, dans l'étude de Tiganas and al., il existe un nombre important de TVP (12%) chez les patients asymptomatiques et la moitié de ces thromboses étaient surales [10].

Dans notre série, l'échographie doppler veineuse était le seul moyen de diagnostic positif de la TVMI, elle était pratiquée chaque fois que le diagnostic de TV était suspecté. Dans la série de Ben Salem et col. [7], la TVP proximale était la plus fréquente, elle touchait la VFC, la VFS et la VP. Dans notre série, la localisation proximale était la plus fréquente (38,2 %) suivie par la localisation distale étendue (37,8 %). Ce fort pourcentage de patients présentant une TVP distale, étendue, diagnostiquée dès leur admission dénote d'un retard diagnostique de la TV. En fait, la phlébite est souvent asymptomatique chez la population âgée d'une part et l'examen clinique seul est insuffisant pour dépister cette TV d'autre part. Donc, des outils diagnostiques fiables et faciles à appliquer sont nécessaires pour diagnostiquer et traiter à temps une TVSA et éviter en conséquence l'extension et la migration embolique. Par ailleurs, les veines subissent des changements avec l'âge : il se produit une augmentation significative du diamètre et de la vélocité notamment de la VFC chez les sujets de plus de 60 ans. Ces modifications concourent à une réduction significative du flux dans la VFC chez les sujets âgés, facteur prédisposant aux thromboses veineuses profondes [21]. Dans notre série, la veine, le plus souvent thrombosée, était la VFC (54,4 % des cas de TVMI) suivie par la VFS (50,2 %) et la VP (48,8 %).

3-2- Thrombose veineuse de localisation inhabituelle

Elle touchait souvent la VCI, elle est alors une extension de la TVMI. Dans l'étude de Ben Salem et col. [7], la thrombose atteignait la veine cérébrale, la VCI et la veine porte. Dans notre série, la localisation inhabituelle la plus fréquente était au niveau de la VCI suivie par la VJ.

4- Score de probabilité clinique de Wells / Echographiedoppler veineuse

Wells démontre que les performances de l'échographie doppler sont influencées par la probabilité clinique de TVP, ainsi pour une probabilité clinique forte, la valeur prédictive positive (VPP) de l'échographie est de 100% et pour une probabilité clinique faible, la VPP est de 63 % [16]. L'estimation de la probabilité clinique est donc essentielle dans la TVP car elle conditionne la démarche diagnostique : chez un patient qui a une probabilité clinique faible ou modérée, une échographie doppler veineuse négative écarte le diagnostic de TVP, alors que chez un sujet qui a une forte probabilité clinique et une échographie doppler veineuse négative, il faut envisager d'autres explorations complémentaires pour être sûr de ne pas méconnaître une TVP [10].

Des études ultérieures ont démontré que l'utilisation de stratégie diagnostique rationnelle, fondée sur la clinique et la combinaison des tests paracliniques non invasifs (échographie doppler veineuse, D-dimères), permet d'optimiser la prise en charge des patients suspects de TVP car elle offre une sécurité diagnostique mais avec plus de facilité, moins de risques et un rapport coût / efficacité favorable [18, 22].

5- D-dimères

Les D-dimères produits de dégradation de la fibrine, reflètent à la fois l'existence de l'activation de la coagulation et de la fibrinolyse. Les taux de D-dimères ont été mesurés dans un échantillon aléatoire de 1727 sujets âgés de 72 à 101 ans, sous-groupe de la cohorte Epese (Established Populations for Epidemiologic Studies of the Elderly) de l'Université de Duke [23] ; le suivi annuel pendant 6 ans a permis de montrer que l'âge était associé à des taux élevés de D-dimères. Par ailleurs, ces D-dimères manquent de spécificité chez les sujets âgés atteints de TV (< 10 %), leur utilisation a donc peu d'intérêt [24].

Dans notre série, les D-dimères étaient réalisés chez 4 patients, ils étaient positifs dans un cas. Les D-dimères n'ont pas été demandés systématiquement car ils ne sont pas disponibles comparativement à l'écho doppler veineux qui est le plus souvent disponible, d'autant plus que ces D-dimères sont fréquemment augmentés chez le SA.

III- Facteurs de risque de la thrombose veineuse

La MTEV est en effet le plus souvent multifactorielle : dans la plupart des études dédiées à la pathologie thromboembolique veineuse, les patients atteints d'ETEV présentent un nombre plus élevé de FDR que la population témoin [25, 26, 27]. Ainsi, dans une étude française s'intéressant aux FDR dans une population médicale ambulatoire [25], 57 % des patients ayant présenté un ETEV avaient au moins deux FDR thromboemboliques veineux, contre seulement 18 % des patients du groupe témoin apparié en âge et en genre. Dans notre série, les FDR de TV étaient retrouvés chez 197 malades (90 %) : un seul FDR chez 68 patients (31,1 %), 2 FDR chez 92 malades (42%), 3 FDR chez 32 malades (14,6 %) et 4 FDR chez 5 patients (2,3 %).

1- Modèle pathogénique

Plusieurs classifications du niveau de risque associé aux situations médicales cliniques en milieu hospitalier ont été proposées. L'intérêt essentiel de ces modèles ou classifications en pratique clinique est de fournir une estimation du risque thrombotique inhérent à une situation pathologique [28]. Plus récemment, un modèle pathogénique dynamique et multifactoriel de la MTEV a été proposé [29]. Dans ce modèle, chaque individu possède un " risque thrombotique individuel " résultant de l'interaction entre différents FDR permanents, congénitaux ou acquis. Ce risque croît progressivement et régulièrement avec l'âge.

Chaque sujet possède également un " seuil thrombotique " spécifique, au-delà duquel le risque de survenue d'un ETEV est très élevé. L'exposition du sujet à une situation à risque thrombotique (combinant plusieurs FDR transitoires), va conduire à une augmentation passagère du risque thrombotique individuel : cela peut être le cas lors de certaines affections médicales aiguës (AMA) comme par exemple, dans les suites d'un AVC avec paralysie motrice. Si le risque thrombotique global dépasse à cette occasion le seuil thrombotique propre à l'individu, survient alors un ETEV. Selon ce modèle, une situation à risque pourra donc engendrer un ETEV chez un individu mais pas chez un autre en fonction de son risque thrombotique individuel (figure 11 (a)). Par ailleurs, chez un même individu ou chez différents individus au terrain équivalent, un FDR transitoire pourra ou non conduire à un ETEV en fonction de l'importance de son poids thrombotique (figure 11 (b)). Chez un même individu, l'exposition à une situation à risque identique mais à un âge différent, pourra favoriser ou non la survenue de MTEV (figure 11 (c)).

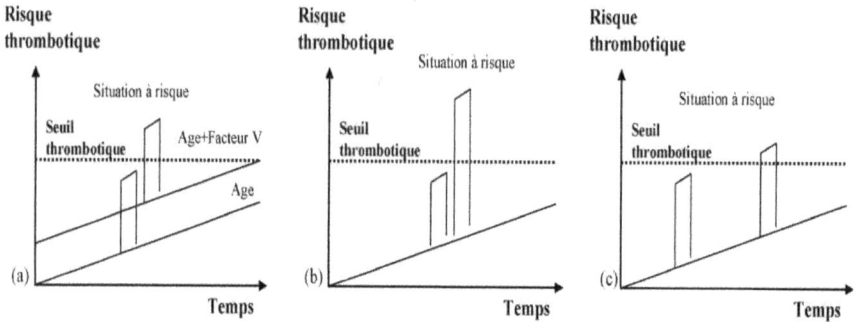

Figure 11 : Modèle pathogénique de la MTEV (selon Rosendaal) [29].
Cas particuliers : (a) : influence du risque thrombotique individuel. (b) :
influence du poids thrombotique du FDR. (c) : influence de l'âge.

2- Facteurs de risque permanents ou chroniques

Les FDR permanents correspondent habituellement au terrain thrombotique
intrinsèque du patient et sont donc indépendants de l'AMA évolutive.

2-1- Age

L'âge est un FDR important de MTEV [30]. L'incidence de la TV augmente
avec l'âge. Après 40 ans, le risque double tous les 10 ans. Oger trouve dans
une étude française, une incidence annuelle de 0,28 ‰ personnes entre 20 et
39 ans et de 5 ‰ après 75 ans [2]. Ainsi, le risque de TVP est 18 fois plus
important chez une personne âgée de plus de 75 ans par rapport à une
personne jeune âgée de 20 à 39 ans.

L'âge est considéré comme un FDR indépendant [31, 32]. Une étude castémoins
[33] appuie cette hypothèse : l'âge (plus de 60 ans versus moins de
60 ans) est significativement associé et de manière indépendante à l'existence
d'une TV (odds ratio de 1,6 avec un intervalle de confiance à 95 % de 1,3 à
1,9). Dans une enquête cas-témoins de 150 malades hospitalisés dans un
service de Médecine Interne pour TVP, 65 % des cas avaient un âge supérieur
à 60 ans [34].

L'incidence des TV augmente avec le vieillissement considéré comme un
FDR thromboembolique veineux indépendant [1, 9, 33]. Dans l'étude de
Sellier and al., l'augmentation du risque de survenue de TVP était liée à un
âge de plus de 80 ans [35]. Ce risque de TV est d'autant plus important qu'il y
a avec l'âge, une incidence accrue de comorbidités associées (intervention
chirurgicale, immobilité, cancer,…) favorisant le développement de TV.

Dans notre série, l'incidence de la TV s'élève avec l'âge, elle était plus
importante dans la tranche d'âge plus que 75 ans.

2-2- Tabagisme

Le rôle du tabagisme dans la genèse de la MTEV est controversé [36].
Hansson and al. objectivent un lien positif entre le risque thrombotique et
l'intoxication tabagique [37].

Dans notre série, le tabagisme était observé dans 51 cas (23,3 %). Il s'agissait
de 46 hommes (90,2 %) et de 5 femmes (9,8 %). Seize patients (7,3 %) étaient
chiqueurs de " Naffa ".

2-3- Accident vasculaire cérébral

L'incidence de survenue d'une TVP asymptomatique dans les suites d'un
AVC avec hémiplégie est très élevée en l'absence de prophylaxie, évaluée à
55 % en moyenne dans le membre paralysé dans les deux semaines suivant
l'accident. L'apparition d'une sidération motrice du membre augmente, ainsi,
le risque thromboembolique veineux d'un facteur 13 [34] et constitue donc
une situation à risque majeur, comparable aux chirurgies de la hanche ou du
genou [38]. Une revue de la littérature récente s'est penchée sur les
caractéristiques de la TV suivant un AVC [39] : deux tiers des TVP sont
distales et sont le plus souvent asymptomatiques. Elles concernent surtout le
membre paralysé, le risque de TVP apparaissant globalement corrélé au degré
de paralysie du membre inférieur. Le pic d'incidence se situe entre le
deuxième et le septième jour suivant l'AVC. La stase veineuse dans le
membre paralysé est le facteur physiopathologique prépondérant à l'origine
des manifestations thrombotiques veineuses suivant un AVC. Des autres
facteurs augmentent considérablement le risque thromboembolique,
particulièrement l'âge élevé, l'existence d'une fibrillation auriculaire ou d'une
insuffisance cardiaque [40].

L'AVC ischémique récent, pathologie fréquente chez le SA, est
indiscutablement à risque élevé de TV [41]. Dans notre étude, l'AVC était
constaté chez 45 malades, il était de nature ischémique dans 73,3 % des cas.
L'AVC évoluait depuis un mois en moyenne, gardant des séquelles à type
d'hémiplégie (n = 30 cas) ou d'hémiparésie (n = 15 cas) et occasionnant, en
conséquence, un alitement favorisant l'apparition d'un ETEV. La TV était
symptomatique dans tous les cas, profonde dans 91 % des cas et superficielle
dans 9 % des cas. La TVP était proximale (46,3 %), distale (12,2 %) et étendue
(41,5 %).

2-4- Obésité

Il s'agit d'une situation à risque de MTEV, associée à un risque relatif (RR)
multiplié par 2,3 à 3 selon les séries [42, 43]. Hansson and al. objectivent une
corrélation positive entre la surcharge pondérale et le risque de MTEV [37].
Par ailleurs, l'obésité n'est pas considérée comme un FDR indépendant de la
TV [34], elle associe d'autres FDR qui sont générateurs de stase veineuse. Par

contre, d'autres études la considèrent comme FDR indépendant [44, 45, 46]. La surcharge pondérale reste un facteur très limitant de la mobilité. Or, les patients âgés ont déjà une dépendance élevée, une mobilité réduite et sont hospitalisés fréquemment dans des établissements médico-sociaux [47]. De plus, cette surcharge pondérale est responsable d'une réduction de l'activité fibrinolytique déjà diminuée chez le patient âgé [36]. Donc, l'obésité constitue un FDR de TV chez le SA. Ce facteur était retrouvé chez 32 des patients (14,6 %) en particulier chez les femmes.

2-5- Varices des membres inférieurs

La prévalence des varices augmente de façon linéaire avec l'âge. Les varices sont de 8 à 11 % chez les hommes et de 17 à 20 % chez les femmes [48]. L'une des complications propres des varices reste la TVS. Le RR lié à la présence de varices primitives (RR = 2,5) est supérieur à celui de l'insuffisance veineuse (RR = 1,7) sans varice. Ce résultat suggère un rôle plus important de la lésion endothéliale par rapport à celui de la stase veineuse dans la thrombogénèse [34].

Dans notre série, les varices des MI étaient constatées chez 31 patients. Elles étaient plus fréquentes chez les femmes et se compliquaient de TVS dans 16,1% des cas.

2-6- Antécédents de maladie thromboembolique veineuse

Des Atcds personnels ou familiaux de MTEV sont des éléments favorisants dans la survenue de TV [35]. Après un premier épisode, en particulier ambulatoire, idiopathique, le risque de récidive est estimé entre 5 à 10 % par an et plus de 20 % après cinq ans de suivi [49]. Dans l'étude de Janssen and al., un antécédent personnel de MTEV multiplie le risque de récidive par 2,5 [46]. La fréquence des Atcds de TVP varie de 6 à 28 % selon les séries [2, 50, 51]. Dans notre série, 15 malades (6,8 %) avaient un antécédent d'un épisode de TV.

2-7- Insuffisance cardiaque

Plusieurs études menées chez des patients pris en charge en milieu hospitalier ou ambulatoire ont identifié l'insuffisance cardiaque chronique (InCC) comme un FDR intermédiaire MTEV [25, 52, 33]. Ce risque est plus important chez le sujet âgé. Il semble être influencé par la nature de la cardiopathie : il pourrait être, ainsi, plus élevé au cours des cardiopathies ischémiques plus fréquentes chez la personne âgée et plus faible dans les atteintes congénitales [53]. D'autant plus que plus la fraction d'éjection ventriculaire gauche (FEVG) va s'altérer et plus la stase intracardiaque va s'aggraver, mais également plus la tolérance à l'effort du patient et donc la déambulation vont diminuer [52]. Il existe, en outre, au cours de l'InC un état d'hypercoagulabilité, caractérisé par l'élévation des taux circulants de différents marqueurs d'activation de la coagulation plasmatique (complexes thrombine-antithrombine, fibrinogène,...), s'accentuant avec la baisse de la

FEVG. Il s'y associe également un certain degré de dysfonction endothéliale (élévation de la thrombomoduline, . . .) [54, 55]. Ces anomalies de la coagulation préexistaient déjà chez le SA.

Au stade d'InCC stable, l'activation plaquettaire reste modérée alors qu'elle devient beaucoup plus marquée au cours de l'insuffisance cardiaque aiguë (InCA) ou de l'InCC sévère favorisant ainsi l'apparition d'une TV [40].

3- Facteurs de risque transitoires ou aigus

Les FDR transitoires apparaissent le plus souvent, liés à l'AMA intercurrente, soit directement, soit indirectement par l'intermédiaire de l'alitement, de l'hospitalisation ou de procédures invasives (cathétérisme, perfusion, . . .).

3-1- Alitement

La réduction de la mobilité et l'alitement sont fréquents chez la personne âgée. Les conséquences de cet alitement ou de l'immobilisation prolongée sont très difficiles à apprécier de manière isolée dans la survenue de TV du fait de leur intrication avec la pathologie aiguë en cause de l'alitement et avec les facteurs de risque liés au patient mais il n'a jamais été prouvé qu'il s'agissait d'un FDR indépendant de TVP [32]. Une étude rétrospective (471 patients, durée 10 ans) réalisée dans des services de long séjour a cherché de manière systématique la présence d'immobilisation prolongée (patient dépendant, pouvant au mieux se déplacer du lit au fauteuil, pendant une durée supérieure à 3 mois) et la survenue d'ETEV. Dans cette population âgée en moyenne de 86 ans et ne recevant des anticoagulants que dans 2 % des cas en moyenne, il n'a pas été observé de différence significative d'événements veineux thromboemboliques (respectivement 5,2 % dans le groupe " mobile " et 3,6 % dans le groupe " immobile ") [56]. Cette étude note que l'immobilisation seule n'est pas un facteur indépendant de TVP. Dans l'étude de Bosson and al., le taux de TV symptomatique confirmée était de 1 % chez des patients immobilisés au moins 48 heures pour une affection médicale aiguë [57]. Dans l'étude de Tiganas and al., le FDR le plus souvent rencontré et qui était associé de façon significative à la TVP, était l'alitement (de cause médicale ou après une chirurgie) avec une prévalence de 47 % [10]. En plus, le fait d'être alité, d'être dépendant pour les actes de la vie quotidienne et d'avoir des escarres augmentent le risque de survenue de TVP. Le lien entre TVP et escarres est expliqué par l'alitement qui est un FDR commun [35]. Par ailleurs, Sellier and al. ont retrouvé une corrélation positive entre un mauvais score au test du " Get up and Go " (annexe 3) et une augmentation du risque de survenue de TVP chez les patients non confinés au lit ou au fauteuil [35]. Ceci souligne l'importance de l'évaluation gériatrique de l'autonomie à l'aide des échelles de référence : ADL (Activities of Daily Living) de KATZ (annexe 4) et IADL (Instrumental Activities of Daily Living) de Lawton (annexe 5) et également de la mobilité par le test de " Get up and Go " (annexe 3) et le test du lever et marcher 3 mètres aller / retour (annexe 6). Des mauvais scores peuvent être des marqueurs précoces et utiles pour dépister des patients âgés à risque non identifiés comme tel par les facteurs de risque classiques. Dans notre série, l'alitement était le FDR transitoire le plus prépondérant de la TV (65,3 % des malades âgés). Il était associé à un autre FDR dans 86,7 % des cas.

Les circonstances d'alitement étaient la chirurgie et notamment celle de l'appareil locomoteur suivie par l'AVC.

3-2- Chirurgie et traumatologie

Le risque de survenue de la MTEV dépend d'une part du type de la chirurgie et de la durée de l'intervention et d'autre part de facteurs inhérents au patient lui-même (âge, obésité, antécédent de TV,…) [5].

Le risque de survenue d'une TV en chirurgie demeure élevé, chez le malade âgé, du fait de l'âge avancé et de la présence de facteurs de risque surajoutés tels que le cancer ou l'antécédent de TV. En absence de prophylaxie, l'incidence moyenne de TV diagnostiquée par phlébographie en postopératoire est de 15 à 40 % en chirurgie générale. Elle atteignait en orthopédie et en traumatologie 40 à 85 %, dont 5 à 36 % sont proximales. Ces résultats dénotent la part importante de la chirurgie orthopédique dans la survenue de la TV. Ceci rejoint nos résultats puisque la chirurgie était à l'origine de 21 % de cas de TV et notamment celle de l'appareil locomoteur qui était la plus pourvoyeuse de TV dans notre série (56,5 % par rapport à toutes les chirurgies) dont 46,2 % sont proximales. D'autant plus, la fréquence aussi importante de la chirurgie dans la genèse de la TVSA tient au fait que l'hôpital de Sahloul recrute beaucoup plus de pathologies chirurgicales. Les TV post opératoires sont prises en charge dans notre service de Médecine Interne.

3-3- Déshydratation

La déshydratation, pathologie fréquente et spécifique de la personne âgée, semble être un facteur thrombogène important et significatif : 28,5 % de TVP chez les sujets déshydratés, $p < 0,025$ [10]. Dans notre étude, aucun cas de déshydratation n'a été signalé.

IV- Etiologies de la thrombose veineuse

1- Thrombophilie

1-1- Thrombophilie acquise

1-1-1- Hyperhomocystéinémie

L'homocystéinémie augmente avec l'âge et elle est plus élevée chez les hommes que chez les femmes [58]. Les études épidémiologiques ont démontré que la prévalence de l'hyperhomocystéinémie (HH) atteignait en moyenne 30 % chez les sujets âgés (65 à 80 ans) et 40 à 60 % chez les sujets très âgés (au-delà de 80 ans) [59]. Cette plus grande fréquence de l'HH dans la population gériatrique était expliquée par une prévalence également accrue

46

du déficit en vitamines du groupe B, évaluée à 29 % chez les sujets âgés et à 55 % chez les sujets très âgés [60]. L'homocystéine en excès, chez le sujet âgé, va inhiber l'expression et l'activité de la thrombomoduline à la surface des cellules endothéliales, qui permet l'activation de la protéine C (un des puissants anticoagulants naturels) et inhiber aussi la fixation de l'antithrombine aux héparanes sulfates membranaires [61]. L'HH favorise également l'apparition des thromboses veineuses chez le SA par son action cytotoxique sur l'endothélium vasculaire et activation [31]. Une méta-analyse des études épidémiologiques disponibles confirment le rôle pathogène de l'HH dans la genèse de la TV [62]. Dans les études cas-témoins colligées, une augmentation de 5 µmol/l de l'homocystéinémie était associée à un risque accru de MTEV. La force de cette association était toutefois modérée : l'oddsratio

estimé dans cette étude était de 1,60 (intervalle de confiance (IC) à 95 % : 1,10-2,34). L'HH était également un FDR de récidive dans les études de cohorte, avec un risque plus faible encore, estimé à 1,24 (IC à 95 % : 1,01-1,59). Ces études suggèrent que la présence de ce facteur biologique de thrombophilie (HH) n'est souvent pas une explication suffisante par ellemême pour le développement d'une MTEV et qu'un facteur de risque surajouté joue un rôle important. L'indication à la recherche de l'HH demande donc à être précisée chez le sujet âgé. En effet, cette exploration de thrombophilie biologique ne tient pas bien souvent compte de la part des facteurs de risque acquis (immobilité, chirurgie, traumatisme,…) souvent prépondérante dans la survenue de la pathologie thromboembolique veineuse sur ce terrain âgé. Dans notre pratique, le dosage de l'homocystéine n'est pas systématiquement réalisé, plutôt réservé aux événements thromboemboliques veineux survenant chez la personne âgée en absence de comorbidités associées (chirurgie, immobilisation, néoplasie…). Dans la série de Ben Salem et col., l'HH touchait 9 % des patients, elle était devancée par la néoplasie [7]. Dans notre étude, L'HH était l'étiologie la plus fréquente de TV (59,5 % par rapport à toutes les étiologies), elle était plus prépondérante chez les sujets âgés de moins de 75 ans.

1-1-2- Syndrome des antiphospholipides

Le diagnostic du SAPL chez le SA doit être prudent comme le rappellent Piette et Cacoub dans un éditorial de Circulation [63]. Les données du SAPL chez le SA sont peu nombreuses. Il semble que la prévalence des anticorps anticardiolipine (AACL) augmente avec l'âge chez les sujets sains. Une élévation des taux de ces anticorps est plus fréquemment observée dans des situations dont l'incidence augmente avec l'âge [32] comme la prise de certains médicaments, la présence de facteur rhumatoïde (FR), la gammapathie monoclonale, l'insuffisance rénale ou hépatique sévère, la MH, le SMP et les cancers solides. Le diagnostic de SAPL ne doit pas être porté en excès, différant ainsi les investigations à la recherche d'une néoplasie sousjacente.

Dans notre série, aucun cas de SAPL n'était noté. Ce résultat peut être expliqué par le fait que le SAPL atteint le plus souvent le sujet jeune et les antiphosphlipides (aPL) ne sont pas demandés systématiquement chez le sujet âgé.

1-2- Thrombophilie constitutionnelle

Les déficits en inhibiteurs de coagulation sont rares mais associés à un risque relatif de thrombose élevé ; par contre, les polymorphismes fréquents des facteurs de coagulation dans la population générale sont associés à un risque de thrombose plus faible (facteur V Leiden, mutation 20210A de la prothrombine) [64]. Il existe très peu de données concernant le SA. Une étude de cohorte ayant duré 2 ans a été réalisée chez des sujets âgés hospitalisés pour TVP : 79 patients (60 femmes, 19 hommes) d'âge moyen 83 ± 6,8 ans ayant eu au moins un ETEV ont été inclus [65]. L'AT, la protéine C, la protéine S ont été quantifiées, une recherche d'anticoagulant circulant ainsi qu'une recherche de la mutation Q506 du facteur V ont été réalisées. Un anticoagulant circulant a été détecté chez 2 femmes, aucun déficit en inhibiteur de la coagulation n'a été trouvé, 11,4 % des sujets étaient hétérozygotes pour la mutation Q506 du facteur V (pour 4 de ces 9 sujets, il s'agissait de récidive de TV avec comme seul facteur favorisant retrouvé une immobilisation). Une autre étude [66] montre que la résistance à la protéine C activée était associée à une augmentation du risque d'ETEV chez le sujet âgé de moins de 70 ans alors que ce n'est plus le cas après 70 ans. Ces résultats suggèrent que la résistance à la protéine C activée n'est plus un facteur de risque thromboembolique veineux après 70 ans. Par ailleurs, le déficit en AT est une anomalie biologique à fort risque de MTEV sans qu'un FDR associé ne soit clairement mis en évidence [67]. Dans notre série, 2 cas de déficit en AT étaient notés ; ils étaient découverts chez 2 patients âgés respectivement de 76 ans et associés à une TVR dans les 2 cas. Une anomalie de la thrombophilie constitutionnelle était rare dans notre étude vu que la population étudiée était âgée d'une part et que le dosage des protéines anticoagulantes n'était pas demandé systématiquement d'autre part. En fait, le bilan de thrombophilie biologique doit être envisagé dans certains cas de MTEV (tableau XVI) [67].

Tableau XVI : Indications du bilan de thrombophilie

Personnes de moins de 50 ans ayant fait une MTEV idiopathique
Personnes ayant une histoire familiale de MTEV
Personnes ayant une histoire personnelle suggestive d'un SAPL
Personnes ayant des épisodes récidivants de MTEV
MTEV dans des sites inhabituels (cérébral, hépatique, mésentérique, porte)

2-Néoplasie

Les thromboses dans le cancer peuvent témoigner soit d'une augmentation de l'activité prothrombotique soit d'une diminution des mécanismes antithrombotiques. Tous les éléments de la triade de Virchow peuvent être perturbés chez le malade cancéreux : anomalie du flux sanguin [68], anomalie de la paroi vasculaire [68, 69, 70], anomalie de la coagulation sanguine [71]. D'autres facteurs ont été incriminés comme l'activation plaquettaire [72] ou le rôle direct de certaines chimiothérapies et hormonothérapies [73]. En fait, chez le patient cancéreux, la stase veineuse peut être liée à plusieurs phénomènes : immobilisation, obstruction veineuse par compression extrinsèque ou par invasion endovasculaire (cancer du rein, tumeur germinale,…), hyperviscosité (syndrome inflammatoire, dysprotéinémie, leucémie aiguë, SMP) [68]. De plus, chez ce même patient, des anomalies des paramètres biologiques de la coagulation [71] (diminution du taux de prothrombine, augmentation du fibrinogène, activation des facteurs de la coagulation, thrombocytose,…) sont fréquemment mises en évidence ce qui conduit à l'activation de la coagulation. Les cellules tumorales, par ailleurs, libèrent un certain nombre de cytokines (Tumor necrosis factor-α (TNF-α), interleukine-1β (Il-1β)) qui peuvent entraîner des lésions endothéliales favorisant un état prothrombotique [69]. Tous ces éléments de la triade de Virchow (la stase veineuse, l'altération de la paroi vasculaire veineuse ainsi que les anomalies biologiques de la coagulation) sont déjà perturbés chez le SA. La survenue d'une néoplasie chez la personne âgée va contribuer à la constitution d'un environnement propice pour l'apparition de la TV.

2-1- Thrombose veineuse et cancer occulte

Un ETEV peut être la première manifestation d'un cancer par ailleurs complètement silencieux. Certaines thromboses veineuses peuvent d'emblée paraître suspectées par leur localisation atypique (MS, MI de façon bilatérale,…), leur caractère (TV récidivante,…), leur aspect échographique (TV suspendue, anéchogène,…). Il existe, en fait, une augmentation du risque de cancer en cas de MTEV, ce risque étant surtout marqué durant la première année et lorsque la thrombose survient en l'absence de FDR évident (période postopératoire,…) [74].

Dans une étude danoise [75], Sorensen and al. ont observé une augmentation du risque de cancer surtout au cours des six premiers mois après le diagnostic de MTEV puis ce risque diminuait rapidement par la suite pour devenir égal à celui de la population générale au bout d'un an. Les cancers, le plus souvent en cause, étaient les cancers du pancréas, de l'ovaire, les hépatocarcinomes et les tumeurs cérébrales. La deuxième étude est suédoise [76], elle a étudié l'incidence des cancers au sein d'une population de 61998 patients (sans cancer préalable) admis pour une MTEV entre 1965 et 1983. Les résultats ont été comparés à l'incidence des cancers au sein d'une population équivalente. Les auteurs de cette étude ont constaté une augmentation nette du risque de cancer, chez les patients âgés de moins de 65 ans et ceci durant la première année de suivi après diagnostic de la MTEV. Le RR de polyglobulie de Vaquez était très augmenté (RR = 12,9 ; IC : 8,6-18,7) tout comme celui de cancer du foie, du pancréas, de l'ovaire, de tumeur cérébrale et de maladie de Hodgkin (RR autour de 5). L'augmentation du RR des cancers dans cette cohorte de patients ayant été traités pour une MTEV, s'est poursuivie jusqu'au-delà de la dixième année de suivi sans qu'il y ait une explication très claire (états prothrombotiques en phase de pré-cancer ? Facteurs de prédisposition communs aux thromboses et aux cancers ?).

La survenue d'un ETEV représente donc un FDR de cancer surtout dans les premiers mois suivant le diagnostic de thrombose et chez les sujets de moins de 65 ans [76]. Dans notre série, la TV était révélatrice du cancer dans 13 cas (40,6 % par rapport à tous les cancéreux) ; cette TV était plus fréquente dans la tranche d'âge moins que 75 ans. Les cancers, le plus souvent en cause, étaient les cancers du pancréas et les tumeurs cérébrales.

2-2- Incidence de la maladie thromboembolique veineuse au cours du cancer

Le cancer multiplierait par 4 le risque de thrombose par rapport à la population générale et par 6 en cas de chimiothérapie associée [77]. Les patients les plus exposés au risque de TV sont ceux porteurs de formes avancées de tumeurs cérébrales sous chimiothérapie, de cancers du rectum irradié, de cancers du pancréas ou d'autres cancers digestifs (en particulier de type adénocarcinomes), de cancers de l'ovaire ou du poumon [78, 79]. Dans une étude rétrospective portant sur 1041 patients atteints de cancer, Sallah [80] a observé 81 cas de MTEV (7,8 %). Les facteurs de risque clairement identifiés dans sa série étaient une chimiothérapie en cours, un stade avancé de la maladie cancéreuse, le type de cancer (rein, pancréas, estomac, tumeurs cérébrales). Une étude néerlandaise a également montré que les patients cancéreux avaient un risque très augmenté de thrombose particulièrement dans les premiers mois après le diagnostic et en cas de métastases à distance [81].

A type d'intervention chirurgicale égal, l'existence d'un cancer double approximativement le risque de TV postopératoire par rapport à une population sans cancer [74].

Dans l'étude de Sellier and al., l'augmentation du risque de survenue de TVP chez le SA est liée à l'existence d'un cancer loco-régional ou métastatique [35]. Par ailleurs Ben Salem et col. ont retrouvé une association significativement plus fréquente (p = 0,009) de la TV au cancer dans le groupe de sujets âgés par rapport au groupe de sujets de moins de 65 ans [7]. Dans notre étude, la TV survenait au cours de l'évolution de la néoplasie chez 19 patients (59,4 % par rapport à tous les cancéreux). Les néoplasies les plus constatées étaient les cancers de la prostate, de la vessie, du poumon et colorectal.

3- Maladies systémiques ou inflammatoires

- Plusieurs données récentes plaident en faveur du rôle de l'inflammation dans les phases d'initiation, d'extension et d'inhibition du processus thrombotique veineux [82]. En fait, l'inflammation systémique favorise l'apparition d'un état d'hypercoagulabilité circulant amplifiant la cascade de la coagulation. La synthèse hépatique accrue de fibrinogène au cours de l'inflammation fournit une plus grande quantité de substrat à la thrombine.

Le système du complément mis en jeu au cours de la réponse inflammatoire peut en outre favoriser la coagulation plasmatique en augmentant l'exposition de phospholipides et de facteur tissulaire sur les surfaces cellulaires et notamment plaquettaires. Enfin, l'inflammation entraîne par de multiples mécanismes une inactivation des voies inhibitrices naturelles de la coagulation (AT, protéine C) et de la fibrinolyse [83, 84]. Plusieurs études ont montré que le taux de fibrinogène augmente avec l'âge, sans différence selon le genre. Cette élévation a été documentée entre 18 et 85 ans [85]. Le fibrinogène intervient dans la survenue de TV comme précurseur de fibrine, mais aussi comme agent de liaison des plaquettes activées entre elles par les récepteurs GPIIbIIIa (glycoprotéine IIbIIIa). Cette molécule participe non seulement à l'agrégation plaquettaire mais aussi à l'agrégation érythrocytaire et à la viscosité sanguine. Aucune étude ne permet cependant jusqu'à maintenant d'affirmer que le syndrome inflammatoire biologique (SIB) aigu puisse être considéré comme un FDR indépendamment de l'affection sousjacente

(maladie de Behçet, maladie de Buerger,…). Plusieurs études castémoins ont montré qu'il existait chez les patients présentant un premier ETV (événement thrombotique veineux) ou des ETV récurrents une élévation significative de certains marqueurs de l'inflammation (C-Réactive-protéine (CRP), Il-6, Il-8, TNF alpha notamment) [86, 87, 88]. Ces marqueurs étaient néanmoins toujours mesurés après la survenue de l'ETV, ce qui ne permet donc pas d'exclure un rôle inducteur de la TV dans cette réponse inflammatoire. Plusieurs études prospectives ont par ailleurs démontré que l'élévation chronique et modérée des marqueurs de l'inflammation (polynucléose, CRP, Il-6, Il-8, Il-1b, TNF alpha) n'était pas prédictive du risque futur de développer un ETV [89, 90]. Toutefois dans ces études, les marqueurs inflammatoires étaient mesurés souvent plusieurs mois avant les manifestations thrombotiques veineuses, ce qui ne permet pas de s'affranchir de la survenue d'un syndrome inflammatoire biologique aigu quelques jours avant l'ETV [91].

3-1- Maladie de Behçet

La TV observée au cours de la MB est en rapport avec la vascularite systémique qui peut toucher les vaisseaux de gros, moyens et / ou petits calibres. A côté de cette atteinte inflammatoire, certains auteurs avancent le rôle de facteurs thrombophiliques pouvant majorer le risque thrombotique veineux dans la MB. Une mutation du facteur V Leiden était retrouvée chez des patients ayant fait un épisode thrombotique dans une population turque [92] et une mutation 20210G de la prothrombine dans une population espagnole [93]. Ces anomalies n'ont pas été confirmées dans d'autres populations [94, 95]. La MB n'est pas une maladie du contenu vasculaire : la présence de facteurs de risque de thrombose, notamment une mutation des facteurs II ou V ou une hyperhomocystéinémie ne sont pas plus fréquents que dans la population normale. Même si ces facteurs de risque doivent être recherchés, ils n'expliquent pas le caractère thrombogène de l'affection. La MB reste plutôt une pathologie du contenant vasculaire, l'altération pariétale est responsable d'une inflammation locale source d'agrégation et de thrombose [96]. Dans une étude tunisienne, un taux d'homocystéine sanguine était retrouvé plus élevé au cours de la MB comparé à celui d'une population appariée non malade [97]. Enfin, certaines anomalies de la fibrinolyse, une élévation de la thrombomoduline, du platelet activating factor et de la Psélectine sont rapportées, témoins d'une activation endothéliale et / ou plaquettaire. Ces différentes anomalies peuvent participer à l'augmentation du risque thrombotique au cours de la MB, mais ne semblent pas jouer un rôle majeur dans la genèse des thromboses [94, 95]. L'apparition d'une TV au cours de la MB est donc multifactorielle. Chez le SA connu porteur d'une

MB, la découverte d'une TV peut être rattachée d'une part à sa vascularite systémique et d'autre part à l'HH et aux différentes anomalies de la coagulation observées fréquemment sur ce terrain. Dans notre série, la TV compliquait le parcours évolutif de la MB dans un cas. Elle était en rapport avec la vascularite certes, mais aussi avec une HH constatée sur ce terrain.

3-2- Maladie de Buerger

La thromboangéite oblitérante survient préférentiellement chez le sujet masculin, jeune et fumeur. Il n'est pas cependant rare de la rencontrer chez des patients plus âgés. Ainsi, dans la série rétrospective de 1970 à 1987 sur 112 patients atteints de maladie de Buerger, la moyenne d'âge était de 42 ans (de 20 à 75 ans) et 7 % des patients étaient âgés de plus de 60 ans [98]. Dans notre cas, la maladie de Buerger touchait une femme, à un âge avancé (73 ans), chiqueuse de "Naffa". Cette maladie de Buerger s'accompagne fréquemment de thromboses veineuses superficielles et migratrices, particulièrement en phase active de la maladie (40 % des cas) [99]. L'incidence des thromboses veineuses profondes n'est pas, en revanche, significativement augmentée [40]. Chez la patiente de notre série, la TV était superficielle étendue en profondeur. Ces manifestations thrombotiques veineuses apparaissent essentiellement liées à la formation de thrombi intravasculaires inflammatoires occlusifs, l'atteinte de la paroi veineuse apparaissant généralement moins marquée. Plusieurs études montrent l'existence au cours de la maladie de Buerger d'une dysfonction endothéliale marquée dont l'origine n'est pas univoque [99].

3-3- Maladie de Horton et pseudo-polyarthrite-rhizomélique

La survenue de la TV au cours de la MH et de la PPR est en rapport avec le syndrome inflammatoire biologique accompagnant ces deux pathologies d'une part et avec une probable participation des AACL d'autre part. En fait, la prévalence des AACL augmente avec l'âge chez les sujets sains [32, 100]. Ces AACL sont observés chez 11 % des témoins dont l'âge va de 60 a 69 ans, chez 16 % des témoins entre 70 et 79 ans, chez 17 % des témoins de 80 a 89 ans et chez 18 % des témoins d'âge supérieur à 90 ans [100].

Une élévation des taux de ces AACL est plus fréquemment observée dans des situations dont l'incidence augmente avec l'âge notamment dans la MH et la PPR [32, 101]. L'implication de ces AACL dans la thrombogenèse, au cours de la MH, est suggérée depuis 1988 par Cid and al. [102]. En fait, ces auteurs ont trouvé chez un patient avec un titre élevé d'AACL type Immunoglobuline M (IgM), plusieurs épisodes thrombotiques. Par contre, Hulin and al. ont conclu à l'absence de corrélation entre la présence de ces AACL et la survenue d'accidents thrombotiques ou d'évènements vasculaires au cours de la MH ou la PPR [101]. Par ailleurs, quelques observations d'EP isolées sans TVMI ont été rapportées chez des patients présentant des artérites à cellules géantes telle que la maladie de Horton. Il s'agit alors le plus souvent de

panartérite pulmonaire se compliquant de thrombose locale [103]. Il n'a pas
été démontré, en revanche, d'augmentation spécifique du risque
thromboembolique veineux au cours de ces pathologies [40].
Dans notre série, 1 cas de MH et 2 cas de PPR étaient constatés. La recherche
des AACL n'a pas été faite dans tous les cas.

3-4- Polyarthrite rhumatoïde et pathologie rhumatismale aiguë

Peu d'études ont évalué de façon indépendante le risque thromboembolique
veineux associé aux affections rhumatologiques aiguës. Dans une analyse en
sous-groupes issue de l'essai Medenox [104], l'existence d'une pathologie
rhumatologique aiguë n'augmentait pas de façon significative le risque de
présenter un ETV 14 jours après une hospitalisation en service médical. De
même dans la Sirius Study [25], il n'était pas mis en évidence d'association
significative entre affection rhumatologique aiguë et TV.
Au cours de la PR, la prévalence de la TV (évaluée entre 2 à 3,8 %) et son
incidence (estimée à 0,3 % par an) [105] ne semblent pas significativement
élevées par rapport à la population générale, sauf dans l'étude de Seriolo and
al. [106]. Il pourrait, cependant, exister une tendance à l'augmentation du
risque thromboembolique chez les patients présentant des AACL dont
l'incidence augmente avec l'âge [32, 107]. Concernant les autres rhumatismes
inflammatoires, seules quelques observations de complications thrombotiques
veineuses, souvent de localisations inhabituelles (veines rétiniennes,
cérébrales, . . .) [108, 109] ont été rapportées. Le syndrome Sapho peut, par
ailleurs, rarement se compliquer de thromboses des troncs veineux proximaux
des membres supérieurs ou inférieurs, par compression vertébrale [110, 111].
La stase veineuse induite par l'alitement souvent contemporain des douleurs
articulaires peut augmenter transitoirement le risque thromboembolique
veineux [112]. Les trois grands essais prospectifs de prévention de la TV en
milieu médical par HBPM ont d'ailleurs considéré l'existence d'une affection
rhumatologique aiguë comme étant à risque significatif de TV
[113, 114]. Dans notre série, la TV était observée dans 2 cas de PR. Elle
survenait au cours de l'évolution de la connectivite dans les 2 cas.

4- Iatrogénie

Elle reste une étiologie rare de la TVSA. Elle se voit surtout dans l'unité de
soins intensifs et de réanimation et elle est en rapport dans ce cas avec les
procédures vasculaires invasives (cathéter veineux central,...), ventilation
mécanique, sédation, hémodialyse, transfusion plaquettaire, perfusion de
cristalloïdes [5, 28]. En fait, les procédures vasculaires vont léser
l'endothélium qui est considéré comme l'élément pivot du processus
thromboembolique veineux [115]. La cellule endothéliale activée exprime en
effet, à sa surface le facteur tissulaire et peut relarguer dans le sang circulant,
des microparticules aux multiples fonctions prothrombotiques. Les
microparticules d'origine endothéliale sont le vecteur de nombreux

médiateurs inflammatoires et seraient notamment capables de moduler l'activation du monocyte. Ce dernier semble jouer un rôle fondamental à la phase initiale du processus thromboembolique veineux : en effet, le monocyte activé constitue la principale source in vivo de facteur tissulaire, élément indispensable au déclenchement des réactions de la coagulation [116]. En outre, les cellules endothéliales activées favorisent l'infiltration des polynucléaires neutrophiles (PNN) et, dans une moindre mesure, des monocytes au sein de la paroi veineuse périthrombotique [117]. Cette paroi veineuse autour du thrombus devient ainsi le siège d'une intense réaction inflammatoire conduisant à la libération de cytokines capables de réguler les processus thrombotiques et inflammatoires locaux. Par ailleurs, certains médicaments s'avèrent être en cause dans la TVSA : thalidomide, tamoxifène, neuroleptiques (chlorpromazine), amines vasopressives [28],…

La radiothérapie, de plus en plus indiquée chez le patient âgé du fait d'une augmentation des néoplasies sur ce terrain fragile, est aussi incriminée dans la genèse d'un ETV. Dans notre cas, la TV était en rapport avec la pose d'un "Pace-Maker", elle touchait la veine traversée par ce stimulateur cardiaque notamment la veine subclavière droite puis s'est étendue à la veine jugulaire droite.

5- Etiologie indéterminée

Dans l'étude de Ben Salem et col. [7], la TVSA était idiopathique dans 71 % des cas. Dans notre série, la TV était idiopathique chez 135 malades (61,6%), elle était fréquemment rencontrée dans la tranche d'âge de plus de 75 ans. Selon certains auteurs, une TV reste inexpliquée lorsque l'analyse des FDR a posteriori montre qu'aucune prévention n'aurait pu être mise en oeuvre soit par absence de terrain thrombogène sous-jacent, soit à l'inverse par absence d'événement aigu significatif déclenchant [34]. Nous constatons, parmi les patients présentant une TV inexpliquée, un fort pourcentage (63,7 %) de patients cumulant des FDR permanents. On peut supposer que, pour ce profil de patients, continuellement à haut risque de développer une TV, le FDR aigu déclenchant soit passé inaperçu, étant probablement de très faible poids pathogénique (telle qu'une station assise prolongée, par exemple).

D'autant que la stase veineuse et l'hypercoagulabilité survenant chez la personne âgée peuvent expliquer l'apparition de TV sans qu'une étiologie soit vraiment étiquetée. En fait, le vieillissement s'accompagne, le plus souvent, d'une réduction de la mobilité et parfois d'un alitement favorisant la dilatation veineuse et la stase sanguine. En plus, l'efficacité de la fonction pompe des muscles du mollet diminue avec l'âge, d'où une réduction du retour veineux et une stase veineuse chez les sujets âgés, comme les a montrées une étude de pléthysmographie sur des sujets jeunes (23 - 40 ans) et âgés (60 - 83 ans) [118].

En outre, le taux de facteur VIII s'élève avec l'âge, il s'associe à un risque accru de TV. En fait, pour un taux supérieur à 150 UI/dl, le risque relatif de TV était estimé à 4,8 [119]. L'équipe de Brest a confirmé dans une étude cascontrôle qu'après l'âge de 70 ans, une activité facteur VIII > 225 % était associée à une augmentation de 2 fois et demi du risque thromboembolique veineux par rapport aux patients avec des taux < 130 % [120].

La synthèse de thrombine, enzyme clé de la thrombose, augmente également avec l'âge [31]. Ceci est à l'origine d'un état d'hypercoagulabilité avec augmentation de la synthèse de la fibrine intravasculaire et de la fibrinolyse secondaire qui s'accompagne d'une libération massive de la thrombine favorisant la réocclusion. Les taux de fibrinopeptides (FP) A et B augmentent avec l'âge [121]. Mari and al. ont observé dans une étude de 25 sujets centenaires une activation de la coagulation : ils avaient des taux plus élevés de facteur VIIa, Xa, IXa, fragments 1+2 (F1+2) de la prothrombine, FPA par rapport à 25 sujets de 18 à 50 ans et 25 sujets âgés de 51 à 69 ans [122]. La thrombine permet également le recrutement et l'activation plaquettaire. Elle initie la fibrino-formation à partir des molécules de fibrinogène natif circulantes qu'elle active. La fibrine mature permet la stabilisation et le renforcement de l'agrégat plaquettaire. Par ailleurs, les plaquettes activées jouent un rôle important dans la survenue de TV : elles accélèrent la génération de thrombine en fournissant un site d'assemblage majeur des complexes prothrombinase et participent directement à la formation de thrombus. Les plaquettes du SA seraient moins sensibles à l'inhibition par la prostacyline car il existe une réduction de la densité des récepteurs de haute et de basse affinité avec l'âge [31]. Une modification des protéines fibrinolytiques contribue à un état d'hypercoagulabilté chez le SA. En fait, le taux de plasminogène diminue légèrement avec l'âge chez l'homme mais pas chez la femme [123]. Le taux de PAI-1 (plasminogen activator inhibitor), inhibiteur majeur de la fibrinolyse, augmente avec l'âge [124]. Une élévation des taux plasmatiques est liée à un risque thrombotique plus élevé. Le PAI-1 serait la protéine la plus fortement inductible par le stress, fournissant une base à l'hypercoagulabilité induite par le stress chez le SA. Les taux de TAFI (thrombin activable fibrinolysis inhibitor) augmentent avec l'âge, participant ainsi à la genèse de la TV [125]. Le taux de PAP (complexe plasmineantiplasmine) s'élève, également, avec l'âge [31]. Mari and al. ont trouvé dans une étude de 25 sujets centenaires, un état d'hypercoagulabilité avec fibrinolyse réactionnelle : ces sujets avaient un taux plus élevé de complexes PAP par rapport à 25 sujets de 18 à 50 ans et 25 sujets âgés de 51 à 69 ans [122].

V- Evolution
1- Evolution favorable
L'évolution de la TVSA sous traitement anticoagulant dépend des comorbidités associées, de la compliance du patient à son traitement, de son degré d'éducation vis-à-vis du traitement ainsi que de la régularité du suivi. Ainsi, certaines études indiquent que les SA qui ont une surveillance rapprochée du traitement ont un risque hémorragique comparable à celui des plus jeunes [126]. Dans notre étude, l'évolution était favorable sans incident ni récidive chez 57 malades (27,4 % des cas).

2- Complications liées à la thrombose veineuse
2-1- Embolie pulmonaire
Dans l'étude d'Oger and al. [2], les patients avec EP étaient significativement plus âgés que ceux avec TVP isolée (71 ± 15 ans versus 66 ± 17, p = 0,001) alors que dans notre série, l'EP était significativement plus fréquente chez les malades âgés de moins de 75 ans (p = 0,001). Ceci est dû très probablement à une fréquence plus marquée de comorbidités associées dans cette tranche d'âge. L'EP est fréquente et potentiellement létale, surtout chez les sujets âgés. Même sous traitement, la MTEV peut évoluer ou récidiver : chez des patients hospitalisés pour TVP proximale aiguë, traités aussitôt par HBPM et compression élastique, une EP était observée chez 6 % des sujets pendant les 6 premiers jours d'hospitalisation [127].

Dans l'étude de Ben Salem et col. [7], une EP survenait chez 36 malades (15%). Dans notre série, l'EP était la complication la plus fréquente, elle était observée chez 28 malades (12,8 % des cas). Cette migration embolique peut être rattachée à la localisation proximale prépondérante de la TVMI. L'EP était survenue sous traitement anticoagulant chez 11,4 % des malades pendant les 5 premiers jours.

La mortalité par EP est d'environ 0,001 % par an avant 50 ans, de 0,05 % par an entre 50 et 60 ans et de 0,2 % par an après 70 ans, ce qui représente pour les sujets de plus de 50 ans environ 5 % de la mortalité totale [6, 9]. Dans notre série, l'EP n'a pas entraîné de décès.

2-2- Récidive
Le risque de récidive thromboembolique augmente en fonction de plusieurs facteurs cliniques comme un indice de masse corporelle élevé, la présence d'un cancer, d'une atteinte neurologique avec parésie d'un membre et un ETEV idiopathique [77, 128].

Dans notre série, une récidive était notée dans 9,1 % des cas. La TV idiopathique était la plus pourvoyeuse de récidive suivie par l'HH puis la néoplasie et le déficit en AT. Par ailleurs, l'immobilisation constitue un facteur favorisant de la récidive de la TV [65].

A ce jour, l'impact de l'âge sur le risque de récidive de MTEV reste controversé. Une large étude populationnelle a montré que le risque de récidive augmentait de 17 % par décennie [77], cette association a été confirmée dans une étude prospective plus récente [128]. Une autre étude n'a pas montré de différence de récidive liée à l'âge [129]. Dans notre série, la récidive de la TV était plus fréquente dans la tranche d'âge de moins de 75 ans.

2-3- Maladie post phlébitique

La MPP est la plus fréquente complication à long terme des TVP proximales des membres inférieurs et se caractérise par la survenue d'une insuffisance veineuse secondaire [130]. Le risque de développer une MPP en cas de TVP distale, reste faible [131]. Cette MPP est la conséquence d'une inflammation chronique mutilante de la paroi valvulaire faisant suite au processus thrombotique [28]. Malgré une prise en charge thérapeutique optimale par traitement anticoagulant et bas de compression, la MPP se développe chez 20 à 50 % des patients. Elle correspond à la principale source de surcoût et d'altération de la qualité de vie après une TVP des membres inférieurs [132, 133]. L'incidence de la MPP est de 40 % (dont 3 % des cas correspondent à une MPP sévère) deux ans après une TVP symptomatique [134]. L'âge est un prédicteur indépendant pour le développement de cette complication, possiblement secondairement à une dysfonction de la fibrinolyse chez le sujet âgé [134].

Une compression élastique précoce réduit de plus de 50 % le risque de survenue de cette MPP [135, 136]. En fait, la prévention de la MPP par des bas de compression portés pendant au minimum deux ans a démontré assez clairement sa nécessité et a entraîné une recommandation de grade A [135, 137].

Dans notre série, une MPP était constatée chez 3 malades (1,4 %). Elle était secondaire à une TVP étendue dans tous les cas. Elle était plus prépondérante chez les sujets âgés de moins de 75 ans.

3- Complications liées au traitement de la thrombose veineuse
3-1- Surdosage asymptomatique en anti-vitamine K

* La difficulté chez le SA réside dans la fréquence élevée des affections intercurrentes aiguës et comorbidités qui vont rendre l'INR instable.

* Les incidents de surdosage peuvent survenir au début du traitement par AVK et sont imputables dans ce cas à une posologie initiale trop élevée ou à un manque d'anticipation du prescripteur. Inversement, débuter le traitement à des doses trop faibles par crainte d'un surdosage prolonge dangereusement la période de relais héparine-AVK pendant parfois plus de 15 jours [138]. Ce surdosage uniquement biologique peut marquer également le parcours thérapeutique par AVK du SA et ceci en rapport surtout avec les interactions médicamenteuses potentialisatrices fréquentes chez le patient âgé (amiodarone, aspirine, anti inflammatoires non stéroïdiens, antifongiques

azolés, inhibiteurs de la recapture de la sérotonine,…) [139, 140] ou bien avec une erreur thérapeutique assez fréquente chez le malade âgé. Donc, la fréquence de surveillance minimale recommandée d'un INR par mois est plus importante chez le SA afin d'anticiper tout surdosage [140].

En cas de surdosage asymptomatique, il est recommandé de privilégier une prise en charge ambulatoire si le contexte médical et social le permet (information du patient et de son entourage sur les signes d'alerte).

L'hospitalisation est préférable s'il existe un ou plusieurs facteur(s) de risque hémorragique(s) individuel(s) (patient âgé, antécédent hémorragique, comorbidités) [141].

Dans l'étude de Lamloum et col. [142], un surdosage asymptomatique était noté chez 60 SA ayant une TV traitée par AVK (26,2 % des cas) et dans notre série, 110 malades (50,2 %) avaient un surdosage uniquement biologique.

Des recommandations ont été dictées par la HAS, en 2008 [141], indépendamment de l'âge et ceci pour la prise en charge du surdosage asymptomatique en AVK (annexe 7).

3-2- Complication hémorragique

Le traitement anticoagulant est l'une des thérapeutiques les plus impliquées dans les accidents iatrogènes du sujet âgé. La complication grave voire fatale reste l'hémorragie.

3-2-1- Dérivés hépariniques

3-2-1-1- Héparine non fractionnée

Campbell a montré dans une étude prospective sur 199 patients que l'âge était un FDR hémorragique indépendant des comorbidités associées [143]. En fait, dans cette étude, l'âge est un FDR d'accident hémorragique lorsque l'HNF est utilisée par voie intraveineuse avec 3,1 % d'accidents hémorragiques audessous de 70 ans versus 11,1 % au-delà de 72 ans [143]. Dans notre étude, l'HNF a entraîné un seul cas d'hémorragie qui a été récupérable.

3-2-1-2- Héparine à bas poids moléculaire

Les HBPM étaient initialement présentées comme dépourvues de tout risque hémorragique. Une étude de pharmacovigilance réalisée en France en 1999, a montré cependant, une prévalence élevée d'accidents hémorragiques en rapport avec les HBPM surtout chez les sujets âgés de plus de 75 ans. Ceci a incité les sociétés savantes à émettre des règles de prescription des HBPM notamment chez la personne âgée [144].

Plusieurs facteurs sont évoqués pour expliquer le risque hémorragique lié aux HBPM : il s'agit de l'âge, de l'insuffisance rénale, d'associations médicamenteuses (aspirine, inhibiteurs de la recapture de la sérotonine [145],…) du non respect des modalités thérapeutiques de l'autorisation de mise sur le marché (AMM) : indication, posologie, durée du traitement, surveillance de la numération plaquettaire [146, 147]. Le rôle de chacun de ces facteurs est rendu difficile à préciser car ils sont souvent intriqués et associés chez les sujets âgés.

Différentes complications hémorragiques ont été rapportées chez le sujet âgé traité par HBPM : hématome rétropéritonéal [148, 149, 150, 151], hémorragie majeure du rectum [152], hématome pariétal et intra-péritonéal [145]. Aucun cas d'hémorragie sous HBPM n'a été signalé dans notre série.

3-2-2- Anti-vitamine K

Le traitement par AVK demeure la première cause d'iatrogénie médicamenteuse. En effet, les complications hémorragiques liées aux AVK sont responsables à elles seules chaque année d'environ 17000 hospitalisations dont environ la moitié serait évitable et de 4 000 à 5000 décès annuels [153].

Le risque de développer une complication hémorragique majeure chez le SA sous AVK est conditionné par des facteurs liés au patient et par des facteurs liés au traitement (tableau XVII) [154].

Tableau XVII : Facteurs de risque hémorragique chez le sujet âgé traité par anti-vitamine K.

FDR liés au patient	FDR liés au traitement
Saignements gastro-intestinaux	Intensité du traitement (INR)
AVC	Stabilité de l'anticoagulation
Insuffisance rénale	Suivi du traitement
HTA	Fonctions supérieures (Mini Mental State)
Risque de chute (Test de Tinetti)	Interactions médicamenteuses
	Nutrition

Dans une revue de 1999, qui reprenait les études évaluant la fréquence des hémorragies majeures sous AVK et incluant des patients d'âge moyen 60 ans ou plus, l'incidence des saignements était approximativement multipliée par deux pour les patients de plus de 60 ans [155]. Dans deux modèles récents d'estimation du risque hémorragique sous AVK, validés dans des populations de patients majoritairement âgés, l'âge supérieur à 70 ou 75 ans était retenu comme facteur de risque. Dans une autre revue de la littérature limitée aux études incluant des patients de plus de 75 ans sous AVK, une tendance à la

majoration du risque hémorragique avec l'âge était confirmée [156].
Par ailleurs, l'incidence annuelle des saignements majeurs sous AVK est de 10 %, celle des saignements fatals est de 1 %. L'origine la plus fréquente du saignement est le tube digestif. L'hémorragie intracérébrale reste l'événement le plus sévère. L'âge avancé (plus de 75 ans) demeure un FDR significatif de saignement sous AVK [157]. Dans la série de Baili et col. [8], les complications hémorragiques et en particulier les hémorragies digestives étaient significativement plus fréquentes dans la tranche d'âge de 75 ans et plus (p = 0,03). Dans notre série, l'hémorragie était plus prépondérante chez les patients âgés de moins de 75 ans, ceci est dû très probablement à un nombre plus important de FDR hémorragique dans cette tranche d'âge.
Dans l'étude de Lamloum et col. [142], 7 % des SA traités pour TV avaient une hémorragie inhérente aux AVK et 16,9 % des patients de notre série présentaient une hémorragie sous AVK.
Dans notre étude, la complication hémorragique, la plus fréquente, était l'hématurie suivie par les gingivorragies puis les rectorragies et les ecchymoses.
A part l'âge avancé, il semblerait que le genre des individus soit un critère modulant la réponse aux AVK, les femmes nécessitant des doses plus faibles que les hommes et ceci en rapport, vraisemblablement, avec un risque de surdosage biologique en AVK et donc hémorragique plus élevé dans le genre féminin [139]. Cette constatation rejoint notre étude puisque le surdosage en AVK était plus fréquent chez les femmes et la complication hémorragique était significativement plus fréquente dans le genre féminin (p = 0,01). Par ailleurs, dans notre étude, le saignement était plus fréquent dans la tranche d'âge de plus de 75 ans.
En outre, la période d'instauration du traitement par AVK est à haut risque du surdosage et donc le risque hémorragique est plus élevé lors du premier mois de traitement [158].
L'accident hémorragique est lié également aux interactions médicamenteuses et notamment l'aspirine et les anti-inflammatoires non stéroïdiens (AINS) pris de manière excessive par le SA, en automédication et pas toujours mentionnés au médecin prescripteur. L'association AVK et aspirine ou AINS augmente le risque hémorragique car ces derniers inhibent les fonctions plaquettaires et produisent des érosions gastriques qui augmentent le risque d'hémorragie digestive [126].

Intérêt de l'évaluation gériatrique dans la prévention des complications hémorragiques

Une évaluation gériatrique reste fondamentale avant la prescription de tout traitement anticoagulant afin de dépister les patients âgés à risque de chute, de non compliance au traitement,… et de mieux évaluer le rapport bénéfice / risque des AVK chez le malade âgé. Afin d'évaluer objectivement le risque de chute chez les patients âgés, l'épreuve de Tinetti [159] est le test de référence validé permettant de dresser un bilan exhaustif des troubles de la marche et de l'équilibre (annexe 8), le test du lever d'une chaise sans l'aide des bras (annexe 9), le test du lever et marcher 3 mètres aller / retour (annexe 6), test du " Get up and go " (annexe 3) ainsi que la recherche d'une hypotension orthostatique et un examen clinique neurologique complet devraient systématiquement être réalisés [126].

Chez le SA s'ajoutent les problèmes de compliance au traitement. Tout comme le risque de chute, les troubles cognitifs sont également plus fréquents chez la personne âgée. En pratique, ces troubles sont souvent appréciés de manière subjective, et là encore l'évaluation doit être objective grâce au test MMS (Mini Mental State) (annexe 10). Une démence débutante ou même avancée ne devrait pas être cependant un obstacle à la prescription d'AVK chez un patient âgé ayant une indication au traitement, puisque le risque de défaut d'observance ou de défaut de surveillance peut être pallié par le passage quotidien d'une infirmière à domicile pour la prise médicamenteuse ou l'administration du traitement par un aidant en coordination avec le médecin traitant [126]. Une évaluation de l'autonomie est essentielle car elle permet de démasquer le patient âgé nécessitant un accompagnement permanent. Les échelles d'évaluation de l'autonomie, de référence en gériatrie, sont : ADL de KATZ (annexe 4) et IADL de Lawton (annexe 5).

* En cas d'hémorragie grave chez un SA, l'hospitalisation est nécessaire. Les critères de gravité sont [141] :
- abondance du saignement, appréciée notamment sur le retentissement hémodynamique,
- localisation pouvant engager un pronostic vital ou fonctionnel,
- absence de contrôle par des moyens usuels,
- nécessité d'une transfusion ou d'un geste hémostatique en milieu hospitalier.

La prise en charge hospitalière de cette hémorragie obéit aux recommandations dictées par la HAS [141] (annexe 11).

* Si l'hémorragie n'est pas grave, il faut privilégier la prise en charge ambulatoire, chercher et corriger un surdosage, chercher la cause de l'hémorragie.

3-3-Thrombopénie induite par l'héparine

La TIH peut se voir quelle que soit l'héparine utilisée (HNF ou HBPM), la dose et l'indication préventive ou curative de l'héparine. Il est donc nécessaire de surveiller le chiffre de plaquettes 2 fois par semaine le premier mois puis 1 fois par semaine. L'interprétation des chiffres de plaquettes doit particulièrement prendre en compte l'histoire de la maladie avec de fréquentes comorbidités intriquées (SIB, myélodysplasie sous-jacente,...) et la chronologie soigneusement vérifiée des modifications du traitement médicamenteux [138].

La TIH est suspectée s'il ya une baisse brutale du taux des plaquettes (30%).
Le pic de fréquence se situe vers le 9ème jour du traitement (entre 5ème et
21ème).

L'incidence de la TIH est mal connue, elle est estimée à 1 % pour l'HNF et à
0,1 % pour l'HBPM [160].

En cas de forte suspicion de thrombopénie, l'héparinothérapie doit être
interrompue et relayée par danaparoïde (Orgaran®).

Les modalités de confirmation sont basées sur les tests biologiques (anticorps
anti complexe facteur plaquettaire 4-héparine (AC anti-PF4-héparine,…).

Dans notre série, 3 cas de TIH étaient notées. Ils étaient en rapport avec une
HBPM.

3-4- Nécrose aux anti-vitamine K

La nécrose cutanée reste un effet rare mais grave de l'usage des AVK.
L'incidence de cette complication est estimée entre 1/1000 et 1/10000 des
patients traités par AVK [161]. Des paresthésies et des douleurs précèdent les
signes cutanés, ensuite un placard érythémateux bien délimité se développe.
Des pétéchies et des vésicules hémorragiques apparaissent après 24 heures.
Elles annoncent la survenue irréversible de la nécrose. Il n'y a pas d'atteinte
viscérale associée [162]. L'éruption atteint préférentiellement la femme d'âge
moyen, en périménopause, obèse et traitée pour une TVP. Les zones
adipeuses constituent les sites de prédilection : cuisses, seins, fesses et
abdomen. Ces lésions débutent entre le troisième et le dixième jour de
traitement. A l'examen histologique, des lésions de la microvascularisation
sont mises en évidence. Des dépôts de fibrine siègent au niveau des veinules
et des veines post-capillaires. Une nécrose hémorragique diffuse envahit le
derme et le tissu adipeux sous-cutané [161]. Dans notre cas, la nécrose
cutanée a touché une femme, âgée de 70 ans, ménopausée, obèse et traitée
pour une thrombose de la veine poplitée. Elle était apparue au niveau de la
cuisse, à une semaine de traitement par AVK et elle était associée à des
lésions hémorragiques.

Le facteur déclenchant serait l'état d'hypercoagulabilité transitoire observé en
début de traitement, suite à la chute rapide du taux de protéine C dont la demivie
est plus courte que celle des facteurs II, IX et X. Ce déséquilibre entre les
agents pro- et anticoagulants initierait la formation de thrombi au sein des
vaisseaux dermiques. La préexistence d'un déficit en protéine C [163] ou plus
rarement en protéine S ou en AT ainsi que le syndrome de résistance à la
protéine C activée et le SAPL sont les principaux facteurs de risque de ces
nécroses [162]. L'hyperhomocystéinémie et la mutation facteur V Leiden sont
aussi décrites comme facteurs prothrombotiques favorisant l'apparition de la
nécrose cutanée sous AVK [164].

Chez la patiente de notre observation et vu l'âge avancé, on n'a dosé ni les facteurs anticoagulants (protéine C, protéine S, AT) ni les anticorps antiphospholipides. L'homocystéinémie était dosée et revenue élevée. L'arrêt des AVK est impératif. Un traitement par héparine doit alors être repris, parfois associé à une supplémentation en vitamine K. Des concentrés de protéine C sont également administrés le plus rapidement possible pour limiter l'extension de la nécrose. Des antagonistes du TNF-α ont été proposés pour contrecarrer le rôle de ce facteur dans la cascade inflammatoire suivant l'activation de la coagulation [165]. Un débridement, une amputation et une greffe ont été préconisés chez 50 % des patients [161]. Dans notre cas, les AVK ont été arrêtés et une excision du tissu nécrotique a été pratiquée.

La prévention des récidives implique la réintroduction prudente des AVK lorsque l'équilibre de la coagulation est rétabli. Aucune dose de charge n'est administrée. Les faibles doses de départ sont augmentées progressivement, sur une période de dix jours, afin d'obtenir une diminution graduelle du taux de protéine C [166]. Une réintroduction prudente des AVK a été préconisée chez la malade de notre observation. Aucune récidive de la nécrose cutanée n'a été décelée.

4-Décès

La mortalité après un ETEV est élevée chez le SA avec un taux de décès de 11 % après 30 jours et de 31 % après un an [129]. La mortalité est nettement plus basse chez les patients âgés de moins de 65 ans, à savoir à 4 % après 30 jours et à 14 % après un an [129], cependant que l'âge soit un prédicteur indépendant de mortalité ou que la surmortalité chez les personnes âgées après un ETEV soit liée à l'ensemble des comorbidités reste encore un sujet de controverse [167]. Le décès est lié à une embolie pulmonaire massive compliquant une TV proximale ou plus fréquemment à un accident hémorragique fatal.

Dans notre série, on a déploré 4 décès dont 2 étaient liés à un EDC hémorragique non récupérable. Les 2 autres cas étaient en rapport avec un EDC cardiogénique lié à une cardiopathie ischémique. Le taux de décès par MTEV dans notre série, était inférieur à celui recensé dans les données de la bibliographie. Ce résultat est obtenu malgré la non disponibilité d'une unité spécifique dédiée au SA dans notre service.

VI- Traitement de la thrombose veineuse

1- Traitement curatif

1-1- Moyens pharmacologiques

1-1-1- Traitement anticoagulant

La population âgée est à risque de présenter des maladies nécessitant un traitement anticoagulant. Elle est également la plus exposée aux complications en particulier hémorragiques de ce traitement.

La population âgée est extrêmement hétérogène, comprenant des personnes en vieillissement réussi, proches de l'adulte jeune, des malades fragiles ou polypathologiques, chez qui l'évaluation individuelle du rapport bénéfice / risque du traitement anticoagulant est fondamentale.

1-1-1-1- Bilan biologique avant traitement anticoagulant

Le bilan biologique doit comprendre au minimum une numération et formule sanguine (hémoglobine, taux des plaquettes), un ionogramme sanguin avec mesure de la créatinine sérique, un bilan d'hémostase comprenant le taux de prothrombine (TP) et le temps de céphaline activée (TCA) [138].

L'Agence française de sécurité sanitaire des produits de santé (Afssaps) recommande, pour la prescription des dérivés hépariniques, une évaluation de la fonction rénale " systématique chez tout sujet âgé de plus de 75 ans, par le calcul de la clairance de la créatinine (Cl Créat) à l'aide de la formule de Cockcroft " [153].

La formule simplifiée " modification of diet in renal disease (MDRD) ", plus récente, est plus performante pour évaluer le débit de filtration glomérulaire chez les patients insuffisants rénaux jusqu'à l'âge de 75 ans [168, 169].

1-1-1-2- Traitement anticoagulant à dose curative par un dérivé héparinique

Chez un patient âgé présentant une pathologie thromboembolique à la phase aiguë, l'objectif thérapeutique est d'obtenir, comme chez le sujet jeune, une anticoagulation efficace dès les premières heures de traitement. Plus que chez n'importe quel patient, il convient d'obtenir le meilleur rapport bénéfice / risque dans cette population fragile.

L'évaluation de la fonction rénale du patient est déterminante pour le choix du dérivé héparinique. L'Afssaps met également l'accent sur la lutte contre le mésusage lors de l'utilisation d'une HBPM dans cette tranche d'âge : respecter l'AMM et les schémas posologiques de chaque dérivé héparinique, respecter les modalités d'administration, limiter la durée de traitement à dose " curative " à dix jours au maximum relais par AVK compris, éviter les associations médicamenteuses dangereuses notamment après 65 ans (AINS, AAP sauf cas particuliers) [153].

a- Héparine non fractionnée

L'HNF combine une activité anti-IIa et une activité anti-Xa équivalentes. En cas d'insuffisance rénale sévère avec contre-indication des HBPM (Cl Créat < 30 ml/min) [153] ou du fondaparinux (pentasaccharide) (Cl Créat < 20 ml/min) [141] à dose curative ou bien en absence d'indication AMM de ces dérivés, seule l'HNF peut être utilisée. Il est usuel d'utiliser une posologie initiale réduite par rapport à celle du patient plus jeune, soit 300 à 400 UI/kg par 24 h (24 heures) par voie intraveineuse (IV) avec bolus initial (50 UI/kg) à la seringue électrique ou de l'ordre de 500 UI/kg si le traitement est débuté d'emblée par la voie sous-cutanée (annexe 12). En effet, le SA est plus sensible à l'HNF que les sujets plus jeunes et requiert donc une dose moindre pour atteindre l'équilibre [170, 143]. De plus, la voie sous-cutanée reste privilégiée du fait de la sensibilité accrue du sujet âgé à l'HNF par voie IV. En fait, en 1992, une méta-analyse a prouvé qu'une injection par voie souscutanée

toutes les 12 heures est aussi efficace que la voie IV continue et

entraîne significativement moins d'accidents hémorragiques (5,2 versus 4,1 %) [171]. De plus, une étude a montré que l'âge est un FDR d'accident hémorragique lorsque l'HNF est utilisée par voie intraveineuse avec 3,1 % d'accidents hémorragiques au-dessous de 70 ans versus 11,1 % au-delà de 72 ans [143].

Une grande variabilité intra- et interindividuelle de l'effet anticoagulant de l'HNF oblige, pour chaque patient, à adapter quotidiennement les doses en fonction des résultats du TCA et / ou de l'activité anti-Xa en respectant les heures de prélèvement (annexe 12). Lorsque le TCA avant traitement héparinique est allongé, ce qui est assez fréquent en gériatrie (présence d'un anticoagulant circulant de type lupique,...), il convient d'ajuster les posologies d'HNF à l'aide de l'activité anti-Xa. Dans tous les cas, les contrôles biologiques sont au moins quotidiens, les premiers jours du traitement et jusqu'à obtention de l'équilibre, puis sont réalisés régulièrement. En cas de surdosage en HNF, la réduction posologique est donc laissée à l'appréciation de chaque prescripteur.

b- Héparine à bas poids moléculaire, fondaparinux

L'HBPM a une activité anti-Xa prédominante sur l'activité anti-IIa. Leur demi-vie longue autorise, dans certaines indications, une injection souscutanée quotidienne [172].

La variabilité intra- et interindividuelle de leur effet anticoagulant, réduite par rapport à l'HNF, leur confère une meilleure prédictibilité de la dose. Cela permet leur utilisation à dose fixe en fonction du poids avec une surveillance biologique peu contraignante chez le SA.

La mesure de l'activité anti-Xa plasmatique n'est utile que pour dépister un surdosage et / ou une accumulation lors d'un traitement par HBPM [173]. En dehors de cas de surdosage, elle ne doit pas être interprétée pour adapter la posologie de l'HBPM. Cette activité anti-Xa est dosée par un prélèvement réalisé trois à quatre heures après la troisième administration lorsque l'HBPM est délivrée en deux injections, ou quatre à cinq heures après la deuxième injection lorsque le médicament est prescrit en une fois. Une valeur supérieure à un seuil défini pour chaque molécule, traduit un surdosage et conduit à une réduction de la posologie de manière empirique et à un contrôle après cette modification [172]. L'Afssaps recommande une surveillance de l'activité anti-Xa chez les sujets âgés insuffisants rénaux (Cl Créat entre 30 et 60 ml/min) et / ou de poids extrême (< 40 kg) et / ou en cas d'accident hémorragique [153].

Dans la MTEV de la personne âgée, au moins trois méta-analyses ont montré l'efficacité équivalente d'une HBPM en deux injections par rapport à l'HNF en perfusion IV continue avec une moindre incidence d'accidents hémorragiques [174, 175]. Seule, une HBPM à administrer en une seule injection, la tinzaparine (Innohep®) a obtenu une AMM pour les embolies pulmonaires sans signes de gravité.

En traitement curatif de la MTEV, les schémas thérapeutiques ainsi que les valeurs moyennes d'anti-Xa attendues propres à chaque molécule d'HBPM, chez le SA [173], sont résumés dans l'annexe 13.

Le fondaparinux est utilisé par voie sous-cutanée en une seule injection par jour [173], à dose fixe et aucune surveillance biologique n'est actuellement préconisée (annexe 13). Toutefois, le peu de données chez les sujets âgés traités par fondaparinux à dose curative incite à la prudence, d'autant plus que la demi-vie d'élimination est très longue comparativement à l'HBPM et qu'il n'existe pas d'antidote [138].

1-1-1-3- Anti-vitamine K chez le sujet âgé

Les AVK constituent actuellement le traitement anticoagulant de référence de la MTEV. Ils appartiennent à deux familles, celle des dérivés coumariniques comprenant la warfarine (Coumadine®, molécule de référence des essais cliniques internationaux) et l'acénocoumarol (Sintrom® et Minisintrom®) et celle des dérivés de l'indanedione avec la fluindione (Préviscan®). En Tunisie, nous ne disposons que de l'acénocoumarol (Sintrom®).

Ces molécules s'avèrent très délicates à manier, notamment chez le SA, d'une part à cause de leur marge thérapeutique étroite, d'autre part à cause de l'importante variabilité inter- et intra-individuelle de la réponse au traitement. L'identification el la maîtrise des facteurs responsables de la variabilité au traitement pourrait permettre de limiter les accidents hémorragiques imputés aux AVK. A côté des facteurs acquis non génétiques connus comme pouvant modifier l'équilibre du traitement par AVK (âge avancé, comorbidités et pathologies intercurrentes aiguës, médicaments associés, alimentation), des facteurs génétiques ont été identifiés plus récemment comme responsables d'une part importante de la variabilité inter-individuelle dans la réponse au traitement : certaines variations génétiques affectent les voies métaboliques des AVK (cytochromes P450), d'autres affectent la cible pharmacologique des AVK (la vitamine K époxyde réductase) [139].

a- Rapport bénéfice / risque des anti-vitamine K chez le sujet âgé

Les AVK sont l'une des thérapeutiques les plus impliquées dans les accidents iatrogènes du SA. La relation entre âge et fréquence des complications hémorragiques des AVK reste complexe. Quel que soit le risque hémorragique " potentiel " pour un patient âgé sous AVK, il paraît plus important de considérer le rapport bénéfice / risque du traitement.

Le bénéfice des AVK a été démontré de longue date dans la MTEV après une héparinothérapie initiale [138].

b- Instauration d'un anti-vitamine K chez un sujet âgé

* Le choix de la molécule doit se porter vers des dérivés à demi vie longue, la warfarine (Coumadine®) ou le fluindione (Préviscan®) car ils permettent d'obtenir une meilleure stabilité de l'anticoagulation chez le SA.

Etant donné les faibles doses requises par le SA (3 mg en moyenne par jour chez les patients d'âge moyen 85 ans) la Coumadine® est particulièrement adaptée en gériatrie permettant la prescription de doses précises chaque jour. De plus, la Coumadine® est utilisée dans tous les essais internationaux et ses effets secondaires immunoallergiques sont moins fréquents que ceux du Préviscan® [158]. Ce dernier est cependant, l'AVK le plus prescrit en France, il a une nouvelle formulation galénique depuis début 2010 permettant le partage du comprimé en quatre parties équivalentes par simple pression du comprimé avec le pouce sur une surface plane. Toutefois, il n'existe pas de schéma posologique d'initiation validé chez le patient âgé avec le Préviscan® contrairement à la Coumadine®. En outre, avec la posologie quotidienne d'un quart de comprimé de Préviscan®, environ 25 % des patients sont en surdosage [158].

* En Tunisie, l'acénocoumarol (Sintrom®) est le seul AVK disponible. Il n'y a pas d'essais thérapeutiques utilisant cette molécule d'autant plus qu'il n'existe pas de schéma thérapeutique clair et validé chez le malade âgé traité par Sintrom®. Ceci nous incite à élargir la nomenclature hospitalière des médicaments pour acquérir la Coumadine® vu qu'elle est plus adaptée à la personne âgée.

* La période d'instauration d'un traitement par AVK est à haut risque du surdosage et le risque hémorragique est plus élevé lors du premier mois de traitement.

Pour des raisons non complètement élucidées, indépendantes des comorbidités et de la polymédication, le sujet âgé requiert des doses d'AVK à l'équilibre plus faibles que le sujet plus jeune. En fait, on observe une diminution de l'ordre de 10 % par décennie de la dose d'AVK à l'équilibre : si les trentenaires nécessitent des doses quotidiennes de Coumadine® de l'ordre de 6 mg, les patients de 70 ans nécessitent des doses d'environ 4 mg [176] et les sujets de 85 ans des doses moyennes de 3,5 mg [177].

* Le schéma posologique idéal d'initiation d'un AVK doit combiner une atteinte rapide de l'équilibre afin de limiter la durée pendant laquelle le patient reçoit une héparine associée à l'AVK et une absence d'un surdosage massif en AVK. En absence de contre-indication transitoire aux AVK ou de geste invasif prévisible, les AVK doivent être débutés si possible dès le premier jour de l'héparinothérapie [138].

Les schémas posologiques d'initiation adaptés au sujet d'âge moyen conduisent souvent à des surdosages et accroissent le risque hémorragique quand ils sont appliqués au SA [178] d'où la nécessité d'adopter des schémas posologiques propres au SA. Ainsi, l'Afssaps recommande de commencer par une dose d'AVK diminuée de moitié chez le SA comparativement à celle recommandée chez un patient d'âge moyen sans conseiller de dose précise [153].

Dans la littérature, peu de schémas d'initiation ont été développés spécifiquement pour le SA. Au cours d'une étude française multicentrique, un schéma d'initiation de la Coumadine® était validé chez 106 patients d'âge moyen 85 ans (71 - 97 ans) [177]. Il s'applique aux patients de plus de 70 ans pour lesquels le TP initial est supérieur à 70 % et l'INR cible est entre 2 et 3. Le traitement est débuté à une dose quotidienne de 4 mg de Coumadine® trois jours de suite (annexe 14). L'INR mesuré le lendemain de la troisième prise permet d'ajuster la posologie à partir de la quatrième prise, selon un algorithme précis. L'INR est ensuite surveillé tous les deux ou trois jours avec réajustements éventuels de la posologie par paliers de 1 mg jusqu'à l'équilibre (annexe 14).

* Quel que soit l'AVK utilisé, l'équilibre est défini par l'obtention de deux INR consécutifs (J3 et J6) dans la zone thérapeutique et il n'est que très rarement atteint avant 7 jours suivant l'introduction de l'anticoagulant oral. Modifier trop fréquemment les posologies conduit à une instabilité de l'anticoagulation, notamment à l'initiation du traitement [138].

* Il est toujours préférable de ne pas modifier le traitement AVK d'un patient âgé s'il est habitué depuis des années à une molécule et s'il est bien équilibré [138].

* Dans notre série, les AVK étaient prescrits chez 214 malades (97,7 %). Ils étaient débutés dès le premier jour de l'héparinothérapie dans tous les cas et ils étaient poursuivis chez 204 malades. Le Sintrom® était utilisé dans 213 cas alors que le Préviscan® était instauré dans un cas. On ne dispose pas de schéma d'initiation thérapeutique précis et validé chez les sujets âgés traités par Sintrom®. En pratique quotidienne, la dose d'AVK est initiée à moitié dose chez le malade âgé comparativement à celle recommandée chez un patient d'âge moyen et ceci en dehors d'une insuffisance rénale puis corrigée en fonction de l'INR à J4.

c- Education du sujet âgé sous anti-vitamine K

* Il a été récemment montré que la qualité de l'information retentit sur le "monitoring" du traitement par AVK, particulièrement chez le SA [179].

* L'information et l'éducation du patient âgé ainsi que son entourage (conjoint, famille, aidant, infirmière,…) sont essentielles. Elles doivent porter sur [153] :

- la nécessité d'une bonne observance avec une prise régulière tous les jours à la même heure (en cas d'oubli d'une dose, ne pas prendre le lendemain le

double de la dose quotidienne habituellement prescrite),
- les risques d'un traitement insuffisant ou excessif,
- le caractère indispensable de la surveillance biologique régulière du traitement par l'INR, les contrôles réalisés si possible dans le même laboratoire,
- l'information sur INR cible de 2,5 dans la majorité des cas (zone thérapeutique entre 2 et 3),
- la tenue d'un carnet de suivi,
- la nécessité d'une consultation rapide en cas d'hémorragie même minime ou devant un INR trop élevé, notamment supérieur à 5,
- les dangers de l'automédication,
- le danger des injections en intra-musculaire,
- la nécessité de prévenir tout soignant de la prise d'AVK.
De plus, pour limiter les risques d'erreurs de prise, il est recommandé la prise à heure régulière, l'usage d'un pilulier et la supervision du traitement par un aidant (membre de la famille ou une infirmière à domicile).
* Cette éducation doit insister, en outre, sur la fréquence et la gravité potentielle des différentes interactions alimentaires et médicamenteuses (annexe 15) en termes de risque de surdosage et donc de risque hémorragique. Elle doit aussi insister sur les données d'études récentes montrant qu'une alimentation équilibrée comprenant notamment des légumes verts, permet une anticoagulation plus stable, alors que pendant des décennies un régime pauvre en vitamine K et donc sans légumes verts était conseillé aux patients traités par AVK [153, 139].

d- Anti-vitamine K et gestes invasifs chez le sujet âgé

La Haute Autorité de Santé (HAS) a émis des recommandations quant aux procédures chirurgicales ou invasives réalisables sans interruption des AVK. En effet, l'arrêt intempestif des AVK et leur réintroduction font encourir un risque thrombotique et / ou hémorragique inutile pour le patient âgé. Lors de la nécessité d'interrompre temporairement le traitement par AVK, il existe des recommandations précises de prise en charge pour un acte programmé en fonction de l'indication du traitement anticoagulant avec, selon les situations, un relais ou non par une héparine [141]. Pour une chirurgie ou un acte invasif urgent à risque hémorragique, la prise en charge préopératoire du patient âgé est également détaillée [141].

1-1-2- Interruption de la veine cave inférieure

Les indications sont maintenant bien codifiées. Elles sont représentées par la contre-indication au traitement anticoagulant en présence d'une TVP proximale, la récidive d'EP sous traitement anticoagulant bien conduit, l'embolectomie ou l'endartériectomie pulmonaire [180]. Un filtre cave temporaire peut être indiqué en cas de contre indication temporaire au traitement anticoagulant.

1-1-3- Antiagrégants plaquettaires

L'aspirine, en tant que traitement curatif dans la pathologie thromboembolique veineuse est rejetée par tous les groupes avec un haut niveau de preuves.

1-1-4- Nouveaux anticoagulants oraux et maladie thrombombolique veineuse [181]

Les nouveaux anticoagulants sont des antagonistes de thrombine (anti-IIa) ou de facteur Xa (anti-Xa). Administrés par voie orale, ils ne nécessitent ni une surveillance biologique de leur efficacité ou de leur tolérance ni une adaptation thérapeutique. Ils ont une demi-vie courte, une action rapide. Le choix de l'un ou l'autre de ces traitements anticoagulants dans la MTEV dépend des résultats et des données issus des essais cliniques en cours ou publiés. Ainsi, chez les patients avec cancer, le traitement de référence repose sur l'HBPM au long cours, traitement auquel aucun des nouveaux anticoagulants ne s'est pour l'instant confronté dans cette situation.

Par ailleurs, ces médicaments sont éliminés par le rein, certes avec des proportions variables (supérieures à 80 % pour le dabigatran, 25 % pour l'apixaban). Ainsi, les patients avec insuffisance rénale (clairance de la créatinine inférieure à 30 ml/min) ont été exclus des essais thérapeutiques et l'insuffisance rénale constitue donc une contre indication à ces traitements. Il en est de même pour l'insuffisance hépatique et globalement pour les patients à haut risque de saignement. Les interactions médicamenteuses avec ces nouveaux anticoagulants existent mais la marge thérapeutique très large de ces nouvelles molécules fait que la plupart de ces interactions pharmacocinétiques n'auraient pas ou peu d'implications cliniques. D'autant plus, avec ces anticoagulants, la dose est fixe et la prise est unique dans la majorité des cas. Certaines molécules comme le rivaroxaban ne nécessitent pas un prétraitement par HBPM .

Le risque hémorragique des nouvelles molécules est très proche de celui des AVK au dépens d'une plus grande efficacité en termes de protection de la récidive thromboembolique. Les patients inclus dans les essais thérapeutiques de ces nouveaux anticoagulants sont cependant jeunes et n'ont pas plusieurs comorbidités et l'extrapolation des résultats aux sujets âgés doit se faire avec précaution. Donc, des essais spécifiquement menés dans ces populations âgées sont indispensables pour se rassurer sur la sécurité d'utilisation. Par ailleurs, l'absence d'antidote constitue une limite commune à tous ces traitements.

1-2- Moyens physiques

1-2-1- Compression ou contention élastique

Le port de bas de compression veineuse élastique délivrant 30 à 40 mmHg à la cheville est recommandé dès que possible après le diagnostic de TVP et l'instauration du traitement anticoagulant doit se prolonger pour une durée minimale de 2 ans (Grade A) [153].

Dans notre série, la compression élastique était instaurée chez 88 malades (40,2 % des cas). Certes, les bas de compression étaient préconisés chez tous les malades de notre série mais ces derniers n'ont pas toujours les moyens financiers pour les avoir.

1-2-2- Lever précoce

Les exercices de marche précoce sont de plus en plus recommandés en phase aiguë de la TV [182]. En cas de lever précoce, le taux de complications (récidives, embolie pulmonaire et mortalité) n'est pas majoré [183, 184]. Un alitement systématique n'est plus recommandé, au contraire, une mobilisation précoce est recommandée dès qu'elle est possible (Grade B) [153].

Dans notre étude, un lever précoce était préconisé chez tous les malades.

1-3- Durée du traitement

* La nécessité de poursuivre un traitement anticoagulant au décours d'un ETEV est largement démontrée, par contre le débat sur la durée optimale de ce traitement est jusqu'à aujourd'hui encore ouvert. Les recommandations internationales, dans ce domaine, sont nombreuses et établies selon la méthodologie de la médecine fondée sur les preuves, proposée par l'HAS (annexe 16).

Selon **les dernières recommandations de l'Afssaps 2009 [153]** :

1-3-1- Traitement de la thrombose veineuse profonde proximale et de l'embolie pulmonaire [153]

* HNF ou HBPM ou fondaparinux sont prescrits dès le 1er jour de la TV, ils pourront être arrêtés au bout de 5 jours à condition que deux INR consécutifs à 24 h d'intervalle soient supérieurs à 2 (Grade B). Un relais du traitement anticoagulant initial par les AVK est recommandé (Grade A), il peut être débuté précocement dès le 1er jour de traitement parentéral (Grade A).

Dans certains cas particuliers (patients non observants, résistants aux AVK ou pour lesquels les contrôles INR sont peu accessibles,...), un traitement par HBPM peut être prescrit pendant 3 à 6 mois sans relais AVK (Grade B).

* Quel que soit le contexte clinique, une durée minimale de 3 mois de traitement anticoagulant en cas de TVP proximale et / ou d'embolie pulmonaire est recommandée (Grade A).

Au delà de 3 mois, le contexte clinique de survenue de l'événement thromboembolique veineux est le paramètre déterminant du risque de récidive thromboembolique et de la durée du traitement anticoagulant (tableau XVIII).

Tableau XVIII : Contexte clinique déterminant la durée du traitement anticoagulant.

	Facteurs	Risque annuel de récidive après arrêt d'un traitement de 3 mois	Durée de traitement recommandée	Grade de recommandation
MTEV avec facteur déclenchant majeur transitoire	- chirurgie, - immobilisation prolongée ≥ 3 jours, - fracture des membres inférieurs dans les 3 derniers mois	Faible (3%)	3 mois	Grade A
MTEV avec facteur de risque persistant majeur	- cancer en cours de traitement, - syndrome des anti-phospholipides	Elevé (9%)	≥ 6 mois, prolongé tant que le facteur persiste	Accord professionnel
MTEV idiopathique	- absence de facteur déclenchant majeur - absence de facteur de risque persistant majeur	Elevé (9%)	≥ 6 mois	Grade B

En dehors du contexte clinique décrit ci-dessus, d'autres facteurs dont l'influence sur le risque thromboembolique est faible ou mal démontrée, peuvent contribuer à moduler la durée optimale de traitement anticoagulant (Accord professionnel).

** **Chez le sujet âgé** et vu le risque hémorragique élevé, la durée totale du traitement recommandée est :
- en cas de MTEV avec facteur déclenchant majeur transitoire : 3 mois maximum (Accord professionnel),
- en cas de premier épisode de MTEV idiopathique : 6 mois voire 3 mois (Accord professionnel),
- en cas de MTEV idiopathique récidivante : 6 mois voire 3 mois avec possibilité de reprendre le traitement si la balance bénéfice - risque devient favorable pour un traitement prolongé (Accord professionnel).

* Une compression élastique est recommandée pour une durée minimale de 2 ans (Grade A).

* Un lever précoce est recommandé dès qu'il est possible (Grade B).

* Une éducation du patient concernant le traitement anticoagulant et un carnet de suivi est remis (Accord professionnel).

** **Chez le sujet âgé** et vu le risque hémorragique élevé :
- Si un traitement anticoagulant de longue durée est institué, l'INR optimal doit être compris entre 2 et 3 (Grade A). Après 3 à 6 mois de traitement, un INR cible plus bas, entre 1,5 et 2 peut être envisagé (Grade C).

Il est recommandé de ne pas réaliser un écho-doppler veineux en fin de traitement pour décider de sa prolongation au-delà de 3 mois (Grade B). Si un écho-doppler veineux a été réalisé en fin de traitement afin d'obtenir une imagerie de référence pour une analyse comparative de l'imagerie en cas de suspicion de récidive, il est recommandé de ne pas tenir compte du résultat pour décider de la durée optimale de traitement.

Dans notre étude : en cas de TVP proximale (en dehors de la néoplasie)
Le traitement était basé sur HBPM ou HNF (si contre-indication HBPM) avec relais précoce (dès le 1er jour) par AVK. L'héparinothérapie était arrêtée si INR est entre 2 et 3. On rejoint ainsi les recommandations de l'Afssaps [153]. En cas de facteur de risque persistant (HH, maladie inflammatoire, déficit en AT) : la durée moyenne du traitement était de 6 mois et 20 jours. Cette durée concorde avec la durée préconisée par l'Afssaps [153]. Elle était prolongée tant que le facteur de risque persiste.

En cas de premier épisode de TV idiopathique, la durée moyenne du traitement était de 3 mois, ceci rejoint les recommandations de l'Afssaps [153].

En cas de TV idiopathique récidivante, la durée moyenne de l'anticoagulation était de 7 mois, cette durée est supérieure à 6 mois certes mais une prolongation de la durée du traitement est indiquée par l'Afssaps [153] si

balance bénéfice - risque est favorable pour un traitement au long cours.
La compression veineuse et le lever précoce étaient préconisés dans tous les cas.

1-3-2- Traitement de la thrombose veineuse profonde distale [153]

* Si une TVP distale symptomatique isolée et confirmée objectivement : HBPM ou fondaparinux peuvent être préférées à une HNF (Accord professionnel), un relais précoce par AVK est recommandé (Grade C).

* En cas de premier épisode de TVP distale symptomatique avec facteur favorisant transitoire et en absence de facteur de risque persistant, un traitement anticoagulant à dose curative de 6 semaines est recommandé (Grade C).

Une durée de traitement de 3 mois au moins est suggérée (Accord professionnel) en cas de TVP distale symptomatique :
- idiopathique,
- ou associée à un facteur de risque persistant,
- ou récidivante,
- ou survenant dans un contexte de cancer évolutif.

* Une compression élastique pour une durée minimale de 2 ans dès lors qu'il s'agit de TVP étendue des veines tibiales postérieures ou fibulaires (Accord professionnel).

* Un lever précoce est recommandé dès qu'il est possible (Accord professionnel).

Dans notre étude : en cas de TVP distale (en dehors de la néoplasie)
Le traitement était basé sur HBPM ou HNF (si contre-indication HBPM) avec relais précoce (dès le 1er jour) par AVK. L'héparinothérapie était arrêtée si INR est entre 2 et 3. On rejoint ainsi les recommandations de l'Afssaps [153]. En cas de facteur de risque persistant (HH) : la durée moyenne est de 6 mois et 9 jours ce qui rejoint, à notre sens, les recommandations de l'Afssaps [153] puisque la durée préconisée est de 3 mois au moins.

  Au cours de la maladie de Behçet : la durée de l'anticoagulation était de 15 mois et 15 jours or l'anticoagulation n'est pas indiquée selon les dernières recommandations de l'EULAR [96] et elle reste sujette à un débat continu. Donc, l'indication et la durée du traitement anticoagulant au cours de la maladie de Behçet reste une affaire propre à chaque praticien. Le patient n'a pas reçu d'aspirine.

Si la TV est idiopathique : la durée moyenne du traitement était de 3 mois et 10 jours ce qui cadre avec les données de l'Afssaps [153].

Si la TV est récidivante : la durée moyenne de l'anticoagulation était de 11 mois. Cette durée paraît prolongée mais la durée préconisée par l'Afssaps [153] est une durée de 3 mois au moins mais sujette à une prolongation.

La compression veineuse est indiquée si TVP est étendue.

Une déambulation précoce est préconisée dans tous les cas.

1-3-3- Traitement de la thrombose veineuse superficielle [153]

* Les AINS administrés par voie générale ne sont pas recommandés en première intention et n'ont qu'un effet antalgique par voie locale (Grade C).
* Les anticoagulants à dose curative de la MTEV ne sont pas recommandés en première intention pour le traitement des TVS (Grade C).
* La chirurgie n'est pas recommandée en première intention dans le traitement de la TVS n'atteignant pas la jonction grande saphène - veine fémorale (Grade C).
* Une compression veineuse est recommandée à la phase aiguë d'une TVS d'un membre, en absence de contre-indication (Accord professionnel).
* Si la TVS est étendue à la jonction grande saphène - veine fémorale : un traitement anticoagulant à dose curative ou un traitement chirurgical (Accord professionnel). Si un traitement anticoagulant est instauré, il est suggéré de traiter pendant 7 à 30 jours (Accord professionnel).
* Les HBPM à dose prophylactique de la MTEV sont suggérées dans le traitement de la TVS pour prévenir le risque de complications thromboemboliques (Grade C).
* Par extrapolation, le fondaparinux à dose prophylactique de la MTEV est suggéré dans le traitement de TVS pour prévenir le risque de complications thromboemboliques (Accord professionnel).

Dans notre étude : en cas de TV superficielle

Si TVS étendue en profondeur : le traitement était basé sur HBPM ou HNF (si contre-indication HBPM) avec relais précoce (dès le 1er jour) par AVK. L'héparinothérapie était arrêtée si INR est entre 2 et 3 ce qui cadre avec les recommandations de l'Afssaps [153]. La durée moyenne du traitement (5 mois) est supérieure, de loin, à la durée préconisée par l'Afssaps (7 à 30 jours) [153]. Ce dépassement de norme peut être expliqué par :
□ □le nombre important de perdus de vue (47,8 %) ce qui rend le suivi de ces patients irrégulier et difficile,
□ □le niveau de preuve scientifique concernant la durée du traitement (7 à 30 jours) est un niveau très faible (Accord professionnel) [153]. D'autant plus, la durée (de 7 à 30 jours) est la seule durée du traitement évaluée dans les essais et il paraît nécessaire d'évaluer des durées du traitement plus prolongées qui pourraient être bénéfiques en cas de TVS étendue.

Si TVS isolée : le traitement était basé sur HBPM ou HNF (si contreindication HBPM) avec relais précoce (dès le 1er jour) par AVK. L'héparinothérapie était arrêtée si INR est entre 2 et 3 ce qui contredit les recommandations de l'Afssaps qui suggèrent plutôt une compression veineuse et n'indiquent pas l'anticoagulation.

1-3-4- Traitement de la maladie thromboembolique veineuse en présence d'un cancer [153]

* Le traitement de la MTEV par AVK en présence d'un cancer évolutif est moins efficace et moins bien toléré que chez les patients indemnes de cancer.

* En présence d'un cancer, le traitement prolongé par HBPM permet une réduction significative et importante du risque de récidive, également une diminution des complications hémorragiques sans réduction de tolérance. Ces résultats ont été obtenus avec des posologies d'HBPM légèrement inférieures aux posologies curatives habituelles sauf pour la tinzaparine (Innohep®).

- Devant une MTEV confirmée objectivement survenant au cours d'un cancer, une HBPM en relais du traitement initial (héparinothérapie + AVK) est recommandée (Grade A).

La posologie de daltéparine (Fragmine®) est de 200 UI/kg 1x/j pendant 1 mois, suivie de 150 UI/kg 1x/j (niveau de preuve 1). En alternative à la daltéparine (Fragmine®), l'emploi de la tinzaparine (Innohep®) (175 UI/kg 1x/j) ou de l'énoxaparine (Lovenox®) (150 UI/kg 1x/j) est recommandé (niveau de preuve 2).

- Dans cette situation, la durée du traitement par HBPM doit idéalement être de 3 à 6 mois en fonction de la tolérance et de l'évolution du cancer ainsi que des modifications de son traitement.

Au-delà de 6 mois, si le traitement anticoagulant est nécessaire :

☐ ☐ Si le cancer est toujours traité et si le patient tolère le traitement héparinique, il est recommandé de poursuivre les HBPM.

☐ ☐ Si le cancer n'est plus traité ou si le patient ne tolère plus les HBPM, il est recommandé d'instaurer un relais par AVK (Accord professionnel).

* Le choix entre HBPM et AVK dépend de la balance bénéfice - risque (interactions médicamenteuses, chimiothérapie, procédures invasives, état général) et de l'acceptabilité du traitement (Accord professionnel). Si le relais du traitement initial se fait par AVK, il faut se référer aux recommandations du relais du traitement initial des TVP proximales et des embolies pulmonaires.

* En cas de thrombopénie survenant au décours d'une chimiothérapie (plaquettes < 50 g/l), il est recommandé d'interrompre le traitement par HBPM et de le reprendre quand la concentration des plaquettes est à nouveau supérieure à cette valeur (Accord professionnel).

Dans notre étude : en cas de TV et cancer

Les AVK étaient prescrits dans 71,9 % des cas de TV associées au cancer or l'Afssaps [153] recommande plutôt l'utilisation des HBPM au long cours. En fait, cette prescription aussi importante d'AVK est antérieure à ces nouvelles recommandations de l'Afssaps datant depuis environ 3 ans d'autant plus que le nombre de perdus de vue est important (86,9 % des patients). Ceci rend le suivi thérapeutique, encore une fois, difficile et irrégulier. Actuellement et depuis l'avènement de ces nouvelles recommandations, notre conduite thérapeutique consistait à prescrire les HBPM au long cours mais la seule limite à cette ordonnance demeure la difficulté du malade à acquérir ce traitement cher et non disponible dans les unités de soins et de santé de base. Une HBPM était instaurée chez 9 malades (28,1 %), la durée moyenne du traitement était de 4 mois ce qui rejoint la durée préconisée par l'Afssaps [153]. D'autant plus, 6 malades (66,6 %) étaient adressés aux consultations de carcinologie et ont continué, certes, leur traitement anticoagulant si le cancer est toujours traité.

2- Traitement préventif

L'analyse d'une situation médicale ou chirurgicale à risque thromboembolique veineux doit passer par la reconnaissance des différents FDR mis en jeu, puis par une catégorisation de ces FDR en fonction de leur chronologie d'apparition et de leur poids thrombotique. Cette analyse permet de rationaliser la prescription d'une prophylaxie de la MTEV.

2-1- Moyens pharmacologiques et indications

2-1-1- Dérivés hépariniques

2-1-1-1- Héparine non fractionnée

a- Prophylaxie de la maladie thromboembolique veineuse en situation médicale

Dans les situations médicales aiguës, l'HNF n'a été évaluée que dans des contextes très spécifiques : après un infarctus du myocarde ou en unité de soins intensifs [185, 186].

* Prévention de la TV en cas d'AVC ischémique : selon les dernières recommandations de l'Afssaps 2009 [153]

Pour réduire le risque de MTEV, chez des patients ayant un AVC ischémique, l'HNF ou les HBPM à dose prophylactique sont recommandées à la phase aiguë de l'AVC ischémique en association avec l'aspirine (Grade A). Compte tenu d'une moindre efficacité, l'HNF représente une alternative de seconde intention (Grade B).

La durée du traitement recommandée est de 14 jours (Grade A). La poursuite systématique d'une prophylaxie au-delà de 2 semaines n'est pas justifiée à ce jour (Accord professionnel).

b- Prophylaxie de la maladie thromboembolique veineuse en situation post chirurgicale

Les modalités de prévention sont parfaitement validées et codifiées en fonction du niveau de risque en milieu chirurgical. Au-delà de 60 ans, quel que soit l'acte chirurgical, le risque de MTEV est considéré comme élevé, la posologie d'HNF (Calciparine) recommandée est de 5000 UI toutes les huit heures.

2-1-1-2- Héparine à bas poids moléculaire, fondaparinux
a- Prophylaxie de la maladie thromboembolique veineuse en situation médicale

En absence de prophylaxie, la prévalence des TVP, après réalisation systématique d'un écho-doppler veineux à l'entrée à l'hôpital d'un sujet âgé de plus de 80 ans pour un épisode médical aigu, est de l'ordre de 15 à 18 % [187, 12].

* Parmi les situations cliniques médicales à risque de MTEV, certaines dont un AVC ischémique récent ou un infarctus du myocarde récent sont indiscutablement à risque élevé de thrombose et sont suffisamment évaluées pour être retenues comme des indications systématiques d'une prophylaxie médicamenteuse [41].

* Chez des patients récemment alités pour une autre affection médicale aiguë, les essais menés en milieu hospitalier avec l'énoxaparine (40 mg soit 4000 UI/24 h), la daltéparine (5000 UI/24 h) et le fondaparinux (2,5 mg/24 h) montrent une réduction d'environ 50 % des événements thromboemboliques veineux avec ces trois dérivés contre placebo et ont permis l'obtention de leur AMM en traitement prophylactique de MTEV pour une durée de 7 à 14 jours (grade A) [141] (annexe 17) : soit en cas d'insuffisance cardiaque aiguë (classe NYHA III ou IV), soit en cas d'insuffisance respiratoire aiguë, soit lors d'un épisode infectieux ou inflammatoire ou rhumatismal aigu associé à au moins un autre facteur de risque de MTEV (parmi lesquels un âge supérieur à 75 ans, une néoplasie, un antécédent de MTEV, une insuffisance cardiaque ou respiratoire chronique, un traitement hormonal, un syndrome myéloprolifératif) [187, 114, 113, 141]. A noter que dans l'essai Medenox : l'énoxaparine à la dose de 20 mg/24 h s'est montrée aussi inefficace que le placebo, y compris chez les patients âgés de plus de 80 ans d'où l'importance de respecter le schéma posologique de 40 mg/24 h [187]. Ces trois essais ont inclu une proportion importante de patients âgés de plus de 75 ans et ont fait l'objet d'analyses en sous groupes qui confirment l'efficacité de la prophylaxie pour les patients les plus âgés. D'autant plus, qu'il n'y a pas de différence significative entre les trois groupes en ce qui concerne les complications hémorragiques majeures.

* Dans l'étude de Francis, l'âge supérieur à 75 ans est considéré comme un facteur de risque de MTEV suffisamment démontré pour " élargir ", pour un patient âgé, l'indication de la prophylaxie médicamenteuse à une autre pathologie aiguë que celles citées ci-dessus, en cas de limitation transitoire de la mobilité [188].

* La prophylaxie au décours d'une pathologie médicale doit être interrompue dès lors que l'épisode aigu est résolu, ce qui en pratique gériatrique peut dépasser la limite de 14 jours fixée par l'AMM. En cas de dépassement de cette durée, une réévaluation très régulière du risque thrombotique est alors

79

indispensable en différenciant les facteurs de risque permanents dont la présence ne suffit pas à indiquer une thromboprophylaxie au long cours, des situations médicales aiguës à risque thromboembolique [138].

En fait, le rapport bénéfice - risque d'une prophylaxie prolongée (1 mois) est en cours d'évaluation. Une prophylaxie médicamenteuse prolongée systématique ne peut donc pas être recommandée en état actuel des connaissances. Au delà de 14 jours, la prophylaxie est suggérée en cas de persistance du risque de MTEV (Accord professionnel) [141].

* Une question fréquemment posée chez le patient âgé est celle de la prise en compte de l'immobilisation prolongée comme FDR chez les patients âgés grabataires ou en perte de mobilité. Une seule étude permet d'apporter une réponse, plutôt négative. Il s'agit d'une étude rétrospective de cohorte, menée sur dix ans chez des patients institutionnalisés (services de long séjour) d'âge moyen 85 ans, comparant l'incidence annuelle de la MTEV en absence de prophylaxie chez des patients mobiles (suivi de 1137 patients - année) et chez des patients grabataires depuis plus de trois mois (suivi de 573 patients - année) : l'incidence des événements thromboemboliques symptomatiques est similaire dans les deux groupes (respectivement 13,9 et 15,8/1000 patientsannée ; p = 0,77) [56]. Donc, cette étude ne plaide pas en faveur d'une thromboprophylaxie après 3 mois d'immobilisation, en absence d'un événement clinique aigu. La prophylaxie est plutôt proposée chez des patients ayant une affection médicale aiguë comme précédemment définie avec le même degré de sévérité, entraînant une restriction de mobilité de plus de 3 jours et non hospitalisés (Accord professionnel) [141].

* Par ailleurs, la Collégiale des internistes des hôpitaux de Paris s'est intéressée à la prévalence des principaux facteurs de risque de TVP et aux critères de prescription des traitements préventifs chez des patients hospitalisés en Médecine Interne [189]. Les facteurs de risque pris en compte sont classés selon l'indication motivant l'instauration d'une prophylaxie pour prévenir la survenue de TVP : soit une pathologie ou un FDR " majeur " (AVC ischémique récent, post-infarctus récent, insuffisance cardiaque décompensée, insuffisance respiratoire décompensée, hyperviscosité sanguine ou SMP, thrombophilie), soit une situation clinique à risque (cancer évolutif, anticoagulant circulant, pathologie infectieuse grave, maladie inflammatoire évolutive, oblitération artérielle récente ou ischémie critique des membres inférieurs, syndrome néphrotique, déshydratation sévère) associée à un facteur de risque (antécédent thromboembolique, âge > 70 ans, alitement récent, varices, obésité) soit deux situations cliniques à risque. En pratique, compte tenu de ses facteurs de risque thromboemboliques veineux et de la pathologie aiguë, le sujet âgé hospitalisé relève le plus souvent d'une prophylaxie par HBPM. L'intérêt d'une telle prophylaxie n'est pas prouvé au long cours.

b- Prophylaxie de la maladie thromboembolique veineuse en situation post chirurgicale

En situation post chirurgicale, l'évaluation et la prévention du risque thromboembolique veineux ont fait l'objet de très nombreuses études, surtout menées en chirurgie orthopédique. La prophylaxie de la MTEV y est donc bien codifiée.

Les différents niveaux de risque de la MTEV sont établis en fonction du type de chirurgie et du risque lié au patient lui-même (antécédent personnel d'accident thromboembolique veineux, syndrome inflammatoire aigu, cardiopathie décompensée, cancer évolutif,…) [138].

Du fait de leur efficacité et de leur grande facilité d'utilisation, les HBPM sont largement utilisées avec un schéma posologique propre à chaque préparation (annexe 17).

Les HBPM se sont, même, imposées par rapport aux HNF puisqu'elles ont une efficacité identique avec moins de complications hémorragiques [172].

Le fondaparinux s'est vu plus récemment délivrer une AMM dans la prophylaxie de la MTEV en chirurgie orthopédique (chirurgie majeure de la hanche et du genou) (annexe 18), également en chirurgie abdominale chez les patients jugés à haut risque de complications thromboemboliques, tels que les patients soumis à une chirurgie abdominale pour cancer [141].

Selon les recommandations les plus récentes de la Société française d'anesthésie-réanimation (Sfar) [190], la durée de la prophylaxie est de 35 jours pour la fracture de la hanche et de 14 jours pour la chirurgie du genou (annexe 18).

Selon les dernières recommandations de l'American College of Chest Physicians [191] 2012 (ACCP) : l'aspirine est recommandée en traitement prophylactique en cas de prothèse de la hanche ou du genou, également les nouveaux anticoagulants oraux sont recommandés mais la meilleure molécule reste l'HBPM dans cette indication. En plus, une durée de prévention de la TV étendue à 35 jours au lieu de 10-14 jours est actuellement suggérée en cas de chirurgie orthopédique majeure [191].

Dans notre série et malgré la thrombophylaxie, la TV avait compliqué une chirurgie orthopédique chez 17 malades. Ceci était dû soit à une mal observance thérapeutique soit à une durée insuffisante de prophylaxie.

2-1-2- Antiagrégants plaquettaires

L'aspirine, en tant que traitement préventif dans la pathologie thromboembolique veineuse est rejetée par tous les groupes avec un haut niveau de preuves. Dans les dernières recommandations de l'ACCP (2012) [191], l'aspirine est cependant recommandée dans le traitement prophylactique de la TV chez les patients ayant subi une prothèse de la hanche ou du genou.

* Prévention de la TV en cas d'AVC ischémique : selon les dernières recommandations de l'Afssaps 2009 [153]

Pour réduire le risque de morbi-mortalité cardiovasculaire, chez des patients ayant un AVC ischémique, un traitement par aspirine est recommandé à la phase aiguë (Grade A) mais il n'a pas ou peu d'effet sur le risque thromboembolique veineux.

La poursuite systématique d'une prophylaxie au-delà de 2 semaines par HNF ou HBPM en cas d'AVC ischémique n'est pas justifiée à ce jour (Accord professionnel). Seule la prescription d'un agent antiplaquettaire est recommandée systématiquement au-delà de ce délai (Grade A).

* Au cours de la maladie de Behçet, peu de données sont disponibles à propos de l'utilité des AAP dans la prévention de la TV.

* Dans notre série, les AAP étaient prescrits chez 12 malades (5,5 %) dans un but préventif. Ils étaient instaurés en relais du traitement par AVK dans tous les cas. Il s'agissait de patients ayant une hyperhomocystéinémie (3 cas), une néoplasie (1 cas) et une TV idiopathique (8 cas).

2-2- Moyens physiques et indications

2-2-1- Compression veineuse

2-2-1-1- Prophylaxie de la thrombose veineuse en situation médicale

** Selon les dernières recommandations de l'Afssaps 2009 [153] :

□□Prévention de la TV en cas d'affections médicales aiguës [153]

Elle est indiquée chez des patients de plus de 40 ans hospitalisés pour une durée prévue de plus de 3 jours en raison :

- d'une décompensation cardiaque ou respiratoire aiguë ou
- d'une infection sévère, d'une affection rhumatologique inflammatoire aiguë, d'une affection inflammatoire intestinale, quand elles sont associées à un facteur de risque de MTEV notamment : **âge > 75 ans,** cancer, antécédent thromboembolique veineux, traitement hormonal, insuffisance cardiaque ou respiratoire chronique, syndrome myéloprolifératif.

Une prophylaxie par compression veineuse élastique est suggérée dans tous les cas pour la même durée (7 à 14 jours) surtout en cas de contre-indication au traitement médicamenteux (Accord professionnel).

□□Prévention de la TV en cas d'AVC ischémique [153]

Une compression veineuse élastique est suggérée dans tous les cas pour une durée de 7 à 14 jours surtout en cas de contre-indication au traitement médicamenteux (Accord professionnel).

2-2-1-2- Prophylaxie de la thrombose veineuse en situation post chirurgicale

La compression veineuse réduit l'incidence des TVP de 60 % en chirurgie générale devant un risque faible à modéré [192]. Elle est cependant insuffisante pour un risque supérieur. Elle est d'autant plus efficace qu'elle est associée à une héparinothérapie [193, 194].

La compression veineuse entre donc, dans le cadre de la démarche de réhabilitation précoce des patients chirurgicaux [195].

2-2-2- Lever précoce

La déambulation précoce est suggérée chez les patients chirurgicaux pour prévenir la formation d'une TVP [195].

VII- Proposition d'un algorithme diagnostique et thérapeutique de la thrombose veineuse chez le sujet âgé (figure 12)

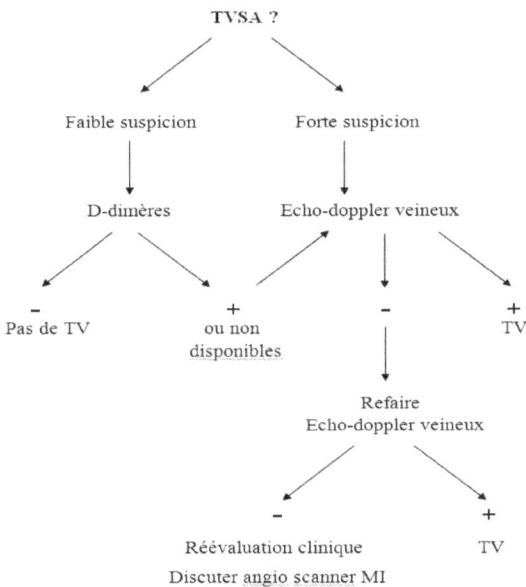

Figure 12 : Démarche diagnostique d'une thrombose veineuse du sujet âgé.

* Si la TVSA est confirmée :

☐☐Chercher des complications notamment une EP, une phlébite bleue.

☐☐Faire un bilan pré-thérapeutique (NFS, TP-TCA, urée, créatinine).

☐☐Débuter une HBPM ou une HNF à dose curative avec un chevauchement immédiat avec AVK (Sintrom® : 1 / 2 cp).

☐☐J 4 : INR :

☐☐INR < 1,5 Augmenter à 3 / 4 cp

☐☐1,5 ≤ INR < 2,5 Arrêt HBPM, continuer Sintrom® : 1 / 2 cp

☐☐2,5 ≤ INR < 3,5 Arrêt HBPM, réduire la dose du Sintrom® à 1 / 4 cp

☐☐INR ≥ 3,5 Arrêt HBPM et Sintrom®, recontrôler INR dans 24 h

☐☐Une compression élastique est indiquée pendant 2 ans.

☐☐Une déambulation précoce est préconisée.

☐☐Parallèlement à la démarche thérapeutique, **une enquête étiologique de la TVSA** est menée :

- Si premier épisode de TVMI :

L'anamnèse et l'examen clinique devraient être exhaustifs. Les examens complémentaires seraient utiles en dehors des signes d'orientation.

- Si TV insolite et / ou récidivante, un interrogatoire minutieux, une homocystéinémie et un scanner thoraco - abdomino - pelvien devraient être réalisés.

Conclusion

La thrombose veineuse est fréquente chez le sujet âgé. Elle pose un problème de diagnostic positif et étiologique et surtout un problème de prise en charge thérapeutique.

Dans le but d'étudier les caractéristiques cliniques, topographiques, étiologiques, thérapeutiques et évolutives de cette pathologie, nous avons réalisé une étude rétrospective concernant 219 cas de patients âgés, présentant une TV, colligés dans le service de médecine interne du centre hospitalouniversitaire

Sahloul de Sousse durant une période de 14 ans.

Durant cette période, il y a eu 1974 sujets âgés hospitalisés, l'incidence de la TV était 15,6 nouveaux cas par an. Dans cette série de 219 malades âgés de 65 ans à 105 ans, l'âge moyen était de 76,6 ans, le genre-ratio (F / H) était de 1,38.

La localisation thrombotique au niveau des membres inférieurs était la plus fréquente, observée chez 217 malades (99,1 %). Il s'agissait principalement d'une TV proximale (38,2 %) ou d'une TV distale étendue (37,8 %).

La TV de siège insolite était rare (2,7 % des cas), elle occupait la veine cave inférieure (3 cas), le membre supérieur (2 cas), la veine jugulaire (2 cas) et la veine rénale (1 cas).

Le signe clinique le plus souvent rencontré était l'oedème (99,1 %).

La TV était plus fréquente dans la tranche d'âge de plus de 75 ans.

La répartition des FDR montre que l'alitement était le FDR transitoire le plus exposant à la TV (65,3 % des cas). Il était associé à un autre FDR dans 86,7% des cas. Le tabagisme était observé dans 23,3 % des cas, suivi par la chirurgie (21 %), l'AVC (20,5 %) et l'obésité (14,6 %).

L'enquête étiologique était fructueuse dans 38,4% des cas.

L'hyperhomocytéinémie était l'étiologie la plus fréquente (22,8 %). La TV était associée à la néoplasie dans 14,6 % des cas. Les néoplasies, le plus souvent rencontrées dans notre étude, étaient le cancer de la prostate (5 cas), du poumon (4 cas), de la vessie (3 cas), du pancréas (3 cas) et colorectal (3 cas). La TV était révélatrice d'une maladie de Buerger dans un cas et compliquait l'évolution d'une maladie de Behçet dans un cas. Les autres maladies systémiques retenues comme cause de phlébite étaient :

une MH (1 cas), une PPR (2 cas) et une PR (2 cas).

La TV était idiopathique dans 61,6 % des cas.

L'étude de la répartition des thromboses veineuses selon le siège et l'étiologie montre que l'hyperhomocystéinémie et la néoplasie étaient les deux étiologies les plus fréquemment rencontrées au cours des TVP proximale et distale.

Le siège insolite de la TV est associé à une néoplasie dans 50 % des cas.

L'évolution était favorable chez 27,4 % des malades.

La migration embolique était notée dans 12,8 % des cas.

La récidive était constatée dans 9,2 % des cas, elle était plus fréquente dans la tranche d'âge de moins de 75 ans. La TV idiopathique était la plus pourvoyeuse de récidive suivie par l'hyperhomocystéinémie puis la néoplasie et le déficit en antithrombine.

Nous avons déploré 4 décès soit 1,8 % des cas dont 2 par EDC hémorragique et 2 par EDC cardiogénique en rapport avec une cardiopathie ischémique.

Les complications liées au traitement étaient principalement le surdosage asymptomatique en AVK (50,2 % des cas) et l'accident hémorragique (17,4%) qui est à l'origine de 2 décès dans notre série.

Le traitement curatif reposait sur l'héparinothérapie avec un chevauchement immédiat avec les AVK. La durée du traitement dépendait de l'étiologie, de la topographie et du caractère récidivant de la TV.

La discussion de nos résultats avec les données récentes de la littérature nous a permis d'avoir des conclusions concernant la TV survenant chez le SA. En fait, l'incidence de la TV était élevée dans notre série, ceci serait en rapport avec le vieillissement de la population, l'allongement de l'espérance de vie et l'augmentation de l'accès aux soins. Cette incidence augmente avec l'âge.

Une prédominance féminine était nette. Le genre ne semble pas influencer l'incidence globale de la TV.

La TV de localisation proximale était la plus fréquente suivie par la localisation distale étendue.

L'oedème était le signe clinique le plus prépondérant, cependant aucun signe clinique n'est assez spécifique ou sensible. Il est même remarqué une incidence de la TV asymptomatique plus importante dans cette tranche d'âge. Ceci incite le praticien à adopter une autre stratégie diagnostique clinique notamment le score de Wells. Ce dernier associé à l'écho doppler veineux offre une meilleure sécurité diagnostique.

La TVSA est multifactorielle avec interaction de plusieurs FDR persistants et transitoires. L'âge avancé est en lui-même un FDR indépendant de la TV.

L'alitement était le FDR transitoire le plus fréquent, il est associé à un autre FDR dans la majorité des cas. Une évaluation gériatrique de la dépendance à l'aide de l'échelle des Activités de la Vie Quotidienne (ADL) et de la mobilité par le test de " Get up and Go " paraît indispensable. En fait, des mauvais scores peuvent être des marqueurs précoces et utiles pour dépister le SA à risque de MTEV.

L'hyperhomocystéinémie est la cause la plus fréquente de TV dans notre série mais certaines études suggèrent que la présence de ce facteur biologique de thrombophilie n'est pas souvent une explication suffisante par lui-même pour le développement d'une MTEV et qu'un FDR surajouté joue un rôle important. La TV insolite était fréquemment associée à une néoplasie.

La TV était idiopathique dans la majorité des cas. Un fort pourcentage

(63,7 %) de ces patients cumulent des FDR permanents. Ceci nous amène à supposer que pour ce profil de patients, continuellement à haut risque de développer une TV, un FDR aigu déclenchant est passé inaperçu, étant probablement de très faible poids pathogénique. D'autant que la stase veineuse et l'hypercoagulabilité survenant chez la personne âgée peuvent expliquer l'apparition de TV sans qu'une étiologie soit vraiment étiquetée. L'EP était la complication liée à la TV, la plus fréquente. Ceci peut être rattaché à la localisation proximale prépondérante de la TVMI.

La complication hémorragique est fréquente dans notre série. Ceci rejoint les données de la littérature. Le taux de décès n'est pas important dans notre série comparativement aux données de la littérature ; ceci serait expliqué par un diagnostic de la TV dans les meilleurs délais ainsi qu'une prise en charge adéquate et prudente.

Le traitement curatif de la TVSA reste toujours discuté du fait de son risque hémorragique parfois fatal sur ce terrain fragile. Ainsi, selon les recommandations de l'Afssaps 2009 :

- En cas de TVP proximale ou distale ou TVS étendue : le traitement repose sur HNF ou HBPM dès le 1er jour de la TV, qui pourront être arrêtés au bout de 5 jours si 2 INR consécutifs à 24 heures sont supérieurs à 2 ; le relais par AVK est débuté dès le 1er jour.

- En cas de TVP proximale ou distale : la durée du traitement dépend de l'étiologie, du caractère récidivant de la TV et du risque hémorragique.

- En cas de TVS étendue : la durée du traitement est de 7 à 30 jours.

- En cas de TVS isolée : pas d'indication à un traitement anticoagulant, une simple compression veineuse est recommandée en phase aiguë.

- En cas de TV et cancer : HBPM pendant une durée de 3 à 6 mois en fonction de la tolérance, de l'évolution du cancer ainsi que des modifications de son traitement.

Au delà de 6 mois, le traitement anticoagulant est nécessaire :

Si le cancer est toujours traité et si le patient tolère le traitement héparinique, il est recommandé de poursuivre les HBPM.

Si le cancer n'est plus traité ou si le patient ne tolère plus les HBPM, il est recommandé d'instaurer un relais par AVK.

Les nouveaux anticoagulants oraux permettront de remédier aux contraintes imposées par les AVK ; ils sont à dose fixe, ne nécessitent aucune surveillance biologique de leur efficacité, cependant les essais thérapeutiques de ces nouvelles molécules sont menés sur des sujets jeunes qui n'ont pas plusieurs comorbidités et l'extrapolation des résultats aux sujets âgés doit se faire avec prudence. Des essais spécifiquement menés dans ces populations âgées sont indispensables pour assurer la sécurité d'utilisation de ces nouveaux anticoagulants chez les patients âgés au quotidien.

Une prophylaxie médicamenteuse s'impose en cas d'AVC ischémique récent ou d'infarctus du myocarde, également dans certaines autres affections médicales aiguës quand elles sont associées à un âge supérieur à 75 ans.

Notre série a plusieurs spécificités :
- La TV était plus fréquente chez les sujets âgés de plus de 75 ans. Ceci peut être expliqué d'une part, par l'âge avancé et d'autre part, par le nombre important de FDR présents dans cette tranche d'âge.
- Une étiologie notamment maligne ainsi qu'une complication iatrogène ou inhérente à la TV étaient le plus souvent rencontrées dans la tranche d'âge de moins de 75 ans.
- La localisation profonde étendue était fréquente dans notre série, ce qui peut être expliqué par l'incidence importante de la TVSA asymptomatique d'où le recours à une stratégie diagnostique couplant le score de Wells et l'écho doppler veineux, est nécessaire.
- L'alitement n'est pas un facteur indépendant de TV, il est le plus souvent associé à un autre FDR.
- L'hémorragie était fréquente dans notre série, elle était à type d'hématurie dans la majorité des cas. Un EDC hémorragique non récupérable était survenu dans 2 cas. De ce fait, une surveillance régulière du traitement anticoagulant s'impose et une éducation du patient âgé est indispensable.
- Dans notre série, le taux de mortalité est réduit par rapport à celui de la littérature.
- En cas de TV associée à un cancer, le traitement repose de plus en plus sur les HBPM conformément aux données de l'Afssaps.
- Le faible taux de MPP revient à une prescription systématique de bas de compression élastique chez tout patient âgé ayant une thrombose veineuse.

Bibliographie

[1] White RH, Armand-Perroux A, Barrellier MT.
Epidemiology of Venous Thromboembolism.
Circulation 2003; 107: 4-8.

[2] Oger E.
Incidence of venous thromboembolism: a community-based study in Western
France. EPI-GETBP Study Group. Groupe d'Etude de la Thrombose de
Bretagne Occidentale.
Thromb Haemost 2000; 83(5): 657-60.

[3] Wilkerson XR, Sane DC.
Aging and thrombosis.
J Thromb Haemost 2002; 28: 565-7.

[4] Lakatta EG.
Arterial and cardiac aging: major shareholders in cardiovascular disease
enterprises. Part III: cellular and molecular clues to heart and arterial aging.
Circulation 2003; 107: 490-7.

[5] Armand-Perroux A, Barrellier MT.
La thrombose veineuse : quoi de neuf ?
Réanimation 2008; 17: 736-744.

[6] Silverstein MD.
Trends in the incidence of deep venous thrombosis and pulmonary embolism.
A 25-year population-based study.
Arch Intern Med 1998; 158: 585-93.

**[7] Ben Salem T, Smiti Khanfir M, Guesmi A, Ben Ghorbel I, Braham A,
Lamloum M, Houman MH.**
Thrombose veineuse profonde du sujet âgé : Particularités cliniques et
étiologiques (abstract publié 244).
La Revue de Médecine Interne 2010; 31: 187S-188S.

**[8] Baili L, Rachdi I, Aydi Z, Ben Dhaou B, Boussema F, Kochbati S, Ben
Hamida A, Rokbani L.**
Particularités de la maladie veineuse thromboembolique chez le sujet âgé de
plus de 75 ans (abstract publié 72).
La Revue de Médecine Interne 2011; 32 (Suppl 2): S347-S348.

**[9] Heit JA, Silverstein MD, Mohr DN, Petterson TM, Lohse CM,
O'Fallon WM and al.**
The epidemiology of venous thromboembolism in the community.
Thromb Haemost 2001; 86 : 452-63.

**[10] Tiganas D, Durant R, Raschilas F, Blain H, Tigoulet F, Mitermite N,
Hemmi P, Jeandel C.**
Intérêt du score de probabilité clinique dans le diagnostic de thrombose
veineuse profonde en gériatrie.

La revue de Médecine Interne 2005; 26: 931-937.

[11] Anand SS, Wells PS, Hunt D, Brill-Edwards P, Cook D, Ginsberg JS.
Does this patient have deep vein thrombosis?
JAMA 1998; 279: 1094-9.

[12] Oger E, Bressollette L, Nonent M, Lacut K, Guias B, Couturaud F and al.
High prevalence of asymptomatic deep vein thrombosis on admission in a medical unit among elderly patients.
Thromb Haemost 2002; 88: 592-7.

[13] Piazza G, Seddighzadeh A, Goldhaber SZ.
Deep-vein thrombosis in the elderly.
Clin Appl Thromb Hemost 2008; 14: 393-8.

[14] Hergli N, Hraiech S, Hergli W, Abdelati S, Zemni J, Bougzala E.
Thrombose de la veine jugulaire interne et hyperhomocystéinémie. À propos d'un cas.
Journal des maladies vasculaires 2005; 30 (Suppl 1): 38.

[15] Ninet J, Hot A.
Les thromboses veineuses en dehors des membres inférieurs et de l'abdomen.
Deep vein thrombosis (except lower limb and abdominal veins).
La Revue de Médecine Interne 2012; 33: 30-32.

[16] Wells PS, Hirsh J, Anderson DR, Lensing AWA, Foster G, Kearon C and al.
Accuracy of clinical assessment of deep-vein thrombosis.
Lancet 1995; 345: 1326-30.

[17] Wells PS, Anderson DR, Bormanis J, Guy F, Mitchell M, Gray L and al.
Value of assessment of pretest probability of deep-vein thrombosis in clinical management.
Lancet 1997; 350: 1795-8.

[18] Kraaijenhagen RA, Piovella F, Bernardi E, Verlato F, Beckers EAM, Koopman MMW and al.
Simplification of the diagnostic management of suspected deep vein thrombosis.
Arch Intern Med 2002; 162: 907-11.

[19] Wells PS, Anderson DR, Bormanis J, Guy F, Mitchell M, Gray L and al.
Application of a diagnostic clinical model for the management of hospitalized patients with suspected deep-vein thrombosis.
Thromb Haemost 1999; 81: 493-7.

[20] Kearon C, Julian MM, Newman TE, Ginsberg JS.
Non invasive diagnosis of deep venous thrombosis.
Ann Intern Med 1998; 128: 663-77.

[21] Fronek A, Criqui MH, Denenberg J, Langer RD.
Common femoral vein dimensions and hemodynamics including valsalva
response as a function of sex, age, and ethnicity in a population study.
J Vasc Surg 2001; 33: 1050-6.

[22] Perrier A, Desmarais S, Miron MJ, De Moerloose P, Lepage R,
Slosman D and al.
Non-invasive diagnosis of venous thromboembolism in out patients.
Lancet 1999; 353: 190-5.

[23] Pieper CF, Rao KMK, Currie MS, Haris TB, Cohen HJ.
Age, functional status and racial differences in plasma D-dimer levels in
community-dwelling elderly persons.
J Gerontol 2000; 55: 649-57.

[24] Bounameaux H, Perrier A.
Approche diagnostique de la maladie thromboembolique veineuse.
Sang Thrombose Vaisseaux 1999; 5: 327-36.

[25] Samama MM.
An epidemiologic study of risk factors for deep vein thrombosis in medical
outpatients: the Sirius study.
Arch Intern Med 2000; 160: 3415-20.

[26] Anderson JR FA, Wheeler HB, Goldberg RJ, Hosmer DW,
Patwardhan NA, Jovanovic B and al.
Apopulation-based perspective of the hospital incidence and case-fatality
rates of deep vein thrombosis and pulmonary embolism. The Worcester DVT
Study.
Arch Intern Med 1991; 151: 933-8.

[27] Cushman M, Tsai AW, White RH, Heckbert SR, Rosamond WD,
Enright P and al.
Deep vein thrombosis and pulmonary embolism in two cohorts: the
longitudinal investigation of thromboembolism etiology.
Am J Med 2004; 117: 19-25.

[28] Le Jeune S, Pistorius MA, Planchon B, Pottier P.
Risque thromboembolique veineux au cours des affections médicales aiguës.
Partie 1 : modèles pathogéniques fondamentaux et cliniques, épidémiologie
descriptive et analytique.
La Revue de Médecine Interne 2008; 29: 452-461.

[29] Rosendaal FR.
Venous thrombosis: a multicausal disease.
Lancet 1999; 353:1167-73.

[30] Léger P, Barcat D, Boccalon C, Guilloux J, Boccalon H.
Thromboses veineuses des membres inférieurs et de la veine cave inférieure.
EMC-Cardiologie Angéiologie 2004; 1: 80-96.

[31] Mahé I, Caulin C, Bergmann JF.
Comment expliquer l'augmentation des thromboses chez le sujet âgé ?
Données physiopathologiques.
Presse Med 2005; 34: 887-95.

[32] Mahé I, Caulin C, Bergmann JF.
L'âge, un facteur indépendant de thrombose. Données épidémiologiques.
Presse Med 2005; 34: 878-86.

[33] Cogo A, Bernardi E, Prandoni P, Girolami B, Noventa F, Simioni P.
Acquired risk factors for deep-vein thrombosis in syrnptomatic out patients.
Arch lntern Med 1994; 154: 164-8.

[34] Pottier P, Planchon B, Pistorius MA, Grolleau JY.
Facteurs de risque de la maladie thromboembolique veineuse chez des
malades hospitalisés en médecine interne : une enquête cas témoin sur 150
patients.
Rev Med Interne 2002; 23: 910-918.

[35] Sellier E, Labarere J, Sevestre MA, Belmin J, Thiel H, Couturier P,
Bosson JL.
Risks factors for deep vein thrombosis in older patients: a multicenter study
with systematic compression ultrasonography in postacute care facilities in
France.
J Am Geriatr Soc 2008; 56: 224-230.

[36] Elamly I.
Mécanisme et facteurs de risques des thromboses veineuses
EMC-Angéiologie 2002.

[37] Hansson PO, Eriksson H, Welin L, Svardsudd K, Wilhelmsen L.
Smoking and abdominal obesity. Risk factorsfor venousthrombo-embolism
among middle-aged men: the study of men born in 1913.
Arch Intern Med 1999; 156: 1886-90.

[38] Goldhaber SZ.
Pulmonary embolism.
N Engl J Med 1998; 339: 93-104.

[39] Kelly J, Rudd A, Lewis R, Hunt BJ.
Venous thromboembolism after acute stroke.
Stroke 2001; 32: 262-7.

[40] Le Jeune S , Pistorius MA, Planchon B, Pottier P.
Risque thromboembolique veineux au cours des affections médicales aiguës.
Partie 2 : situations à risque en milieu ambulatoire, en milieu médical
hospitalier et en Médecine Interne.
La Revue de Médecine Interne 2008; 29: 462-475.

[41] Bergmann JF, Mahé I.
Prévention de la thrombose veineuse profonde en pratique de ville et en
milieu médical. In: Les médicaments de la thrombose. Nouveautés dans

l'évaluation et l'utilisation.
Ed Springer : 101-16.

[42] Stein PD, Beemath A, Olson RE.
Obesity as a risk factor in venous thromboembolism.
The American Journal of Medicine 2005; 118: 978-80.

[43] Goldhaber SZ.
Risk Factors for Venous Thromboembolism.
JACC 2010; 56 (suppl 1): 1-7.

[44] Quinn AD, Thomson BT, Terrin ML, Thrall JH, Athanasoulis CA, Mc Kusick KA and al.
A prospective investigation of pulmonary embolism in women and men.
JAMA 1992; 268: 1686-96.

[45] Ninet J, Horrellou MH, Darjinof JJ, Caulin C, Leizorovicz A.
Evaluation des facteurs de risque préopératoires.
Ann Fr Anesth Réanim 1992; 11: 252-81.

[46] Janssen HF, Schachner J, Hubbard J, Hartman JT.
The risk of deep vein thrombosis: a computerized epidemiologic approach.
Surgery 1987; 101: 205-12.

[47] Villareal DT, Apovian CM, Kushner RF, Klein S.
Obesity in older adults : Technical review and position statement of the American society for nutrition and NAASO, the obesity society.
Am J Clin Nutr 2005; 82: 923-34.

[48] Adhikari A, Criqui MH, Wooll V, Denenberg JO, Fronek A, Langer RD and al.
The epidemiology of chronic venous diseases.
Phlebology 2000; 15: 2-18.

[49] Hanson PO, Sorbo J, Eriksson H.
Recurrent venous thromboembolism after deep vein thrombosis.
Arch Intern Med 2000; 160: 769-74.

[50] Pottier P, Planchon B, Pistorius MA, Grolleau JY.
Facteurs de risque et incidence de la maladie thromboembolique veineuse en médecine interne : une étude descriptive prospective sur 947 patients hospitalisés.
Rev Med Interne 2001; 22: 348-59.

[51] Eichinger S, Weltermann A, Minar E and al.
Symptomatic pulmonary embolism and the risk of recurrent venous thromboembolism.
Arch Intern Med 2004; 164: 92-96.

[52] Howell MD, Geraci JM, Knowlton AA.
Congestive heart failure and out patient risk of venous thromboembolism: a retrospective, case-control study.
J Clin Epidemiol 2001; 54: 810-6.

[53] Coon WW, Coller FA.
Some epidemiologic considerations of thromboembolism.
Surg Gynecol Obstet 1959; 109: 487-501.
[54] Cugno M, Mari D, Meroni PL, Gronda E, Vicari F, Frigerio M and al.
Haemostatic and inflammatory biomarkers in advanced chronic heart failure: role of oral anticoagulants and successful heart transplantation.
Br J Haematol 2004; 126: 85-92.
[55] Lip GY, Gibbs CR.
Does heart failure confer a hypercoagulable state ? Virchow's triad revisited.
J Am Coll Cardiol 1999; 33: 1424-6.
[56] Gatt ME, Paltiel O, Bursztyn M.
Is prolonged immobilization a risk factor for symptomatic venous thromboembolism in elderly bedridden patients.
Thromb Haemost 2004; 91: 538-43.
[57] Bosson JL, Pouchain D, Bergmann JF, The ETAPE Study Group.
A prospective observational study of a cohort of outpatients with an acute medical event and reduced mobility: incidence of symptomatic thromboembolism and description of thromboprophylaxis practices.
J Intern Med 2006; 260: 168-76.
[58] Guilland JC, Favier A, Potier de Courcy G, Galan P, Hercberg S.
L'hyperhomocystéinémie : facteur de risque cardiovasculaire ou simple marqueur ? 1. Données fondamentales. Hyperhomocysteinemia: an independent risk factor or a simple marker of vascular disease? 1. Basic data.
Pathologie Biologie 2003; 51: 101-110.
[59] Selhub J, Jacques PF, Wilson PWF, Rush D, Rosenberg IH.
Vitamin status and intake as primary determinants of homocysteinemia in an elderly population.
JAMA 1993; 270: 2693-8.
[60] Herrmann W, Quast S, Ullrich M, Schiltze H, Bodis M, Geisel J.
Hyperhomocysteinemia in high-aged subjects: relation of B-vitamins, folic acid, renal function and the methylenetetrahydrofolate reductase mutation.
Atherosclerosis 1999; 144: 91-101.
[61] Harpel P, Zhang X, Borth W.
Homocysteine and hemostasis: pathogenic mechanisms predisposing to thrombosis.
J Nutr 1996: 1285-9.
[62] Den Heijer M, Lewington S, Clarke R.
Homocysteine, MTHFR and risk of venous thrombosis: a meta-analysis of published epidemiological studies.
J Thromb Haemost 2005; 3: 292-9.

[63] Piette JC, Cacoub P.
Antiphospholipid syndrome in the elderly: caution.
Circulation 1998; 97: 2195-6.
[64] Seligsohn U, Lubetsky A.
Genetic susceptibility to venous thrombosis.
N Engl J Med 2001; 344: 1222-31.
[65] Andre E, Siguret V, Alhenc-Gelas M, Saint-Jean O, Gaussem P.
Venous thrombosis in older people: prevalence of the factor V gene mutation
Q506.
J   Am   Geriatr   Soc   1998;   46:   1545-9.
[66] Oger E, Lacut K, Le Gal G, Van Dreden P, Bressollette L, Scarabin
PY and al.
Is APC resistance a risk factor for venous thromboembolism in patients over
70 years ?
Thromb Haemost 2002; 88: 587-91.
[67] De Moerloose P, Casini A, Boehlen F.
Thrombophilie : quel bilan en 2012 ?
La Revue de Médecine Interne 2012; 33: 35S-39S.
[68] Piccioli A, Prandoni P, Ewenstein BM, Goldhaber SZ.
Cancer and venous thromboembolism.
Am Heart J 1996; 132: 850-5.
[69] Hoffman R, Haim N, Brenner B.
Cancer and thrombosis revisited.
Blood Rev 2001; 15: 61-7.
[70] Nicolson GL, Custead SE.
Effects of chemotherapeutic drugs on platelet and metastatic tumor
cellendothelial
cell interactions as a model for assessing vascular endothelial
integrity.
Cancer Res 1985; 45: 331-6.
[71] Lee AY.
Cancer and thromboembolic disease: pathogenic mechanisms.
Cancer Treat Rev 2002; 28: 137-40.
[72] Meyer G, Farge D, Sauvaget F, Diehl JL, Hervé R, Rouffy J and al.
Maladie thromboembolique et cancer.
Presse Med 1994; 23: 1767-71.
[73] Lee AY, Levine MN.
The thrombophilic state induced by therapeutic agents in the cancer patient.
Semin Thromb Hemost 1999; 25: 137-45.
[74] Pavic M, Debourdeau P, Aletti M, Farge-Bancel D, Rousset H.
Maladie veineuse thromboembolique et cancer.
La Revue de Médecine Interne 2006; 27: 313-322.

[75] Sorensen HT, Mellemkjaer L, Steffensen FH, Olsen JH, Nielsen GL.
The risk of a diagnosis of cancer after primary deep venous thrombosis or pulmonary embolism.
N Engl J Med 1998; 338: 1169-73.
[76] Baron JA, Gridley G, Weiderpass E, Nyren O, Linet M.
Venous thromboembolism and cancer.
Lancet 1998; 351: 1077-80.
[77] Heit JA, Silverstein MD, Mohr DN, Petterson TM, O'Fallon WM, Melton LJ.
Risk factors for deep vein thrombosis and pulmonary embolism: a populationbased
case-control study.
Arch Intern Med 2000; 160: 809-15.
[78] Falanga A.
Thrombosis and malignancy: an underestimated problem.
Haematologica 2003; 88: 607-10.
[79] Levitan N, Dowlati A, Remick SC, Tahsildar HI, Sivinski LD, Beyth R and al.
Rates of initial and recurrent thromboembolic disease among patients with malignancy vs those without malignancy. Risk analysis using Medicare claims data.
Medicine (Baltimore) 1999; 78: 285-91.
[80] Sallah S, Wan JY, Nguyen NP.
Venous thrombosis in patients with solid tumors: determination of frequency and characteristics.
Thromb Haemost 2002; 87: 575-9.
[81] Blom JW, Doggen CJ, Osanto S, Rosendaal FR.
Malignancies, prothrombotic mutations, and the risk of venous thrombosis.
JAMA 2005; 293: 715-22.
[82] Wakefield TW, Henke PK.
The role of inflammation in early and late venous thrombosis: Are there clinical implications ?
Semin Vasc Surg 2005; 18: 118-29.
[83] Ten Cate JW, Van der PT, Levi M, Ten Cate H, Van Deventer SJ.
Cytokines: triggers of clinical thrombotic disease.
Thromb   Haemost   1997;   78:   415-9.
[84] Esmon CT.
The impact of the inflammatory response on coagulation.
Thromb Res 2004; 114: 321-7.
[85] Tracy RP, Bovill EG, Fried LP, Heiss G, Lee MH, Polak JF and al.
The distribution of coagulation factors VII and VIII and fibrinogen in adults over 65 years. Results from the Cardiovascular Health Study.

Ann Epidemiol 1992; 2: 509-19.

[86] Van Aken BE, Reitsma PH, Rosendaal FR.
Interleukin-8 and venous thrombosis: evidence for a role of inflammation in thrombosis.
Br J Haematol 2002; 116: 173-7.

[87] Roumen-Klappe EM, Den Heijer M, Van Uum SH, Van Derven-Jongerij J, Van Der-Graaf F,Wollersheim H.
Inflammatory response in the acute phase of deep vein thrombosis.
J Vasc Surg 2002; 35: 701-6.

[88] Van Aken BE, Den Heijer M, Bos GM, Van Deventer SJ, Reitsma PH.
Recurrent venous thrombosis and markers of inflammation.
Thromb Haemost 2000; 83: 536-9.

[89] Christiansen SC, Naess IA, Cannegieter SC, Hammerstrom J, Rosendaal FR, Reitsma PH.
Inflammatory cytokines as risk factors for a first venous thrombosis: a prospective population-based study.
PLoS Med 2006; 3: e334.

[90] Fox EA, Kahn SR.
The relationship between inflammation and venous thrombosis. A systematic review of clinical studies.
Thromb Haemost 2005; 94: 362-5.

[91] Dowling NF, Hooper WC, Austin H.
Understanding and predicting venous thromboembolism: the role of coagulation factors and inflammatory markers.
Am J Med 2002; 113: 689-90.

[92] Gurgey A, Balta G, Boyvat A.
Factor V Leiden mutation and PAI-1 gene 4G/5G genotype in thrombotic patients with Behcet's disease.
Blood Coagul Fibrinolysis 2003; 14: 121-4.

[93] Espinosa G, Font J, Tassies D, Vidaller A, Deulofeu R, Lopez-Soto A and al. Vascular involvement in Behc͵et's disease: relation with thrombophilic factors, coagulation activation, and thrombomodulin.
Am J Med 2002; 11: 37-43.

[94] Silingardi M, Salvarani C, Boiardi L, Accardo P, Iorio A, Olivieri I and al.
Factor V Leiden and prothrombin gene G20210A mutations in Italian patients with Behcet's disease and deep vein thrombosis.
Arthritis Rheum 2004; 51: 177-83.

[95] Leiba M, Seligsohn U, Sidi Y, Harats D, Sela BA, Griffin GH and al.
Thrombophilic factors are not the leading cause of thrombosis in Behcet's disease.

Ann Rheum Dis 2004; 63: 1445-9.

[96] Wechsler B, Lê Thi Huong DB, Saadoun D.
Maladie de Behçet et recommandations de l'EULAR : médecine fondée sur les preuves ou sur l'expérience clinique.
La Revue de Médecine Interne 2009; 30: 939-941.

[97] Houman H, Feki M, Ghorbel I, Gadhoum H, Hsairi M, Omar S and al.
Does hyperhomocysteinemia increase the risk of thrombosis in Behcet's disease?
Adv Exp Med Biol 2003; 528: 413-7.

[98] Olin JW, Young JR, Graor and al.
The changing clinical spectrum of thromboangeitis obliterans (Buerger's disease).
Circulation 1990; 82 (Suppl 4): 3-8.

[99] Olin JW.
Thromboangiitis obliterans (Buerger's disease).
N Engl J Med 2000; 343: 864-9.

[100] Cesbron JY, Amouyel Ph, Masy E.
Anticardiolipin antibodies and physical disability in the elderly.
Ann Intern Med 1997; 126: 1003.

[101] Hulin C, Hachulla E, Michon-Pasturel U, Hatron PY, Masy E, Gillot JM, Caron C, Arvieux J, Flipo RM, Devulder B.
Prévalence des anticorps antiphospholipides dans la maladie de Horton et dans la pseudo-polyarthrite rhizomélique.
Rev Méd Interne 1999; 20: 659-63.

[102] Cid M, Cervera C, Font J, Campo E, Lopez-Soto A.
Recurrent arterial thrombosis in a patient with giant cell arteritis and raised anticardiolinin antibody levels.
Br J Rheumatol 1988; 27: 164-6.

[103] Andres E, Kaltenbach G, Marcellin L, Imler M.
Artérite pulmonaire à cellules géantes révélée par une embolie pulmonaire aiguë.
Presse Med 2004; 33: 1328-9.

[104] Alikhan R, Cohen AT, Combe S, Samama MM, Desjardins L, Eldor A and al.
Medenox Study Risk factors for venous thromboembolism in hospitalized patients with acute medical illness: analysis of the MEDENOX Study.
Arch Intern Med 2004; 164: 963-8.

[105] MiehslerW, ReinischW,Valic E, OsterodeW, TillingerW, Feichtenschlager T, and al.
Is inflammatory bowel disease an independent and disease specific risk factor for thromboembolism?

Gut 2004; 53: 542-8.

[106] Seriolo B, Accardo S, Garnero A, Fasciolo D, Cutolo M.
Anticardiolipin antibodies, free protein S levels and thrombosis: a survey in a selected population of rheumatoid arthritis patients.
Rheumatology (Oxford) 1999; 38: 675-8.

[107] Yan SF, Mackman N, Kisiel W, Stern DM, Pinsky DJ.
Hypoxia/Hypoxemia-Induced activation of the procoagulant pathways and the pathogenesis of ischemia-associated thrombosis.
Arterioscler Thromb Vasc Biol 1999; 19: 2029-35.

[108] Yalcindag FN, Kahraman S, Batioglu F, Ozdemir O.
Occlusive retinal vasculitis in a patient with ankylosing spondylitis.
Eye 2006; 20: 733-5.

[109] Grange L, Nissen MJ, Garambois K, Dumolard A, Duc C, Gaudin P and al.
Infliximab-induced cerebral thrombophlebitis.
Rheumatology (Oxford) 2005; 44: 260-1.

[110] Lazzarin P, Punzi L, Cesaro G, Sfriso P, De Sandre P, Padovani G and al.
Thrombosis of the subclavian vein in Sapho syndrome. A case-report.
Rev Rhum Engl Ed 1999; 66: 173-6.

[111] Legoupil N, Revelon G, Allain J, Voisin MC, Rahmouni A, Chevalier X and al.
Iliac vein thrombosis complicating Sapho syndrome: MRI and histologic features of soft tissue lesions.
Joint Bone Spine 2001; 68: 79-83.

[112] Slipman CW, Lipetz JS, Jackson HB, Vresilovic EJ.
Deep venous thrombosis and pulmonary embolism as a complication of bed rest for low back pain.
Arch Phys Med Rehabil 2000; 81: 127-9.

[113] Cohen AT, Davidson BL, Gallus AS and al.
Efficacy and safety of fondaparinux for the prevention of venous thromboembolism in older acute medical patients: randomised placebo controlled trial.
BMJ 2006; 332: 325-9.

[114] Leizorovicz A, Cohen AT, Turpie AG, Olsson CG, Vaitkus PT, Goldhaber SZ.
Randomized, placebo-controlled trial of dalteparin for the prevention of venous thrombo-embolism in acutely ill medical patients.
Circulation 2004; 110: 874-9.

[115] Chirinos JA, Heresi GA, Velasquez H, Jy W, Jimenez JJ, Ahn E and al.
Elevation of endothelial microparticles, platelets, and leukocyte activation in patients with venous thromboembolism.
J Am Coll Cardiol 2005; 45: 1467-71.
[116] Conde I, Lopez JA.
Classification of venous thromboembolism (VTE). Role of acute inflammatory stress in venous thromboembolism.
J Thromb Haemost 2005; 3: 2573-5.
[117] Wakefield TW, Strieter RM, Prince MR, Downing LJ, Greenfield LJ.
Pathogenesis of venous thrombosis: a new insight.
Cardiovasc Surg 1997; 5: 6-15.
[118] Schina MJ, Neumyer MM, Healy DA, Atnip RG, Thiele BL.
Influence of age on venous physiologic parameters.
J Vasc Surg 1993; 18: 749-52.
[119] Tracy RP, Bovill E, Yanez D, Psaty BM, Fried LP, Heiss G and al.
Fibrinogen and factor VIII but not factor VII are associated with measures of subclinical cardiovascular disease in elderly.
Arterioscl Thromb Vasc Biol 1995; 15: 1269-279.
[120] Oger E, Lacut K, Van Dreden P, Bressollette L, Abgrall JF, Blouch MT and al.
High plasma concentration of factor VIII coagulant is also a risk factor for venous thromboembolism in the elderly.
Haematologica 2003; 88: 465-9.
[121] Sweeney JD, Hoerning LA.
Age dependent effect on the level of factor IX.
Am J Clin Pathol 1993; 687-8.
[122] Mari D, Mannucci PM, Coppola R, Bottasso B, Bauer KA, Rosenberg RD.
Hypercoagulability in centenarians: the paradox of successful aging.
Blood 1995; 85: 3144-9.
[123] Dolan G, Neal K, Cooper P, Brown P, Preston FE.
Protein C, antithrombin III and plasminogen: effect of age, sex and blood group.
Br J Haematol 1994; 86: 798-803.
[124] Mehta J, Mehta P, Lawson D, Saldeen T.
Plasma tissue plasminogen activator inhibitor levels in coronary artery disease: correlation with age and serum triglyceride concentrations.
J Am Coll Cardiol 1987; 9: 263-8.

[125] Schaatteman KA, Goossens FJ, Scharpe SS, Neels HM, Hendriks DF.
Assay of procarboxypeptidase U, a novel determinant of the fibrinolytic cascade, in human plasma.
Clin Chem 1999; 45: 807-13.

[126] Mahé I.
Principes d'utilisation du traitement anticoagulant chez le sujet âgé en médecine.
Sang Thrombose Vaisseaux 2004; 16, n° 7: 339-45.

[127] Partsch H.
Therapy of deep venous thrombosis with low molecular weight heparin, leg compression and immediate ambulation.
Vasa 2001; 30: 195-204.

[128] Prandoni P, Noventa F, Ghirarduzzi A and al.
The risk of recurrent venous thromboembolism after discontinuing anticoagulation in patients with acute proximal deep vein thrombosis or pulmonary embolism. A prospective cohort study in 1626 patients.
Haematologica 2007; 92: 199-205.

[129] Spencer FA, Gore JM, Lessard D and al.
Venous thromboembolism in the elderly. A community-based perspective.
Thromb Haemost 2008; 100: 780-8.

[130] Kahn SR.
How I treat post-thrombotic syndrome.
Blood 2009; 114: 4624-31.

[131] Masuda EM, Kistner RL, Musikasinthorn C, Liquido F, Geling O, He Q.
The controversy of managing calf vein thrombosis.
J Vasc Surg 2012; 55: 550-61.

[132] Kahn SR, Shbaklo H, Lamping DL, Holcroft CA, Shrier I, Miron MJ and al.
Determinants of health-related quality of life during the 2 years following deep vein thrombosis.
J Thromb Haemost 2008; 6: 1105-12.

[133] Ruppert A, Steinle T, Lees M.
Economic burden of venous thromboembolism: a systematic review.
J Med Econ 2011; 14: 65-74.

[134] Kahn SR, Shrier I, Julian JA and al.
Determinants and time course of the post thrombotic syndrome after acute deep venous thrombosis.
Ann Intern Med 2008; 149: 698-70.

[135] Brandjes DP, Buller HR, Heijboer H, Huisman MV, Rijk M, Jagt H and al.
Incidence of the postthrombotic syndrome and the effect of compression stockings in patients with proximal venous thrombosis.
Lancet 1997; 349: 759-62.

[136] Prandoni P, Lensing AW, Cogo A, Cuppini S, Villalta S, Carta M and al.
The long-term clinical course of acute deep venous thrombosis.
Ann Intern Med 1996; 125: 1-7.

[137] Prandoni P, Frulla M, Mosena L and al.
Benefit of belowknee elastic compression stockings for prevention of the post-thrombotic syndrome in patients with proximal-veins thrombosis. A prospective controlled randomized study (abstract publié 136).
Patho-physiol Haemost Thromb 2002; 32 (suppl 2).

[138] Siguret V, Gouin I, Pautas E.
Traitements anticoagulants chez le sujet âgé : des spécificités à ne pas méconnaître. Anticoagulant therapy in the elderly: special considerations.
Hématologie 2009; 15 (3): 223-34.

[139] Moreau C, Siguret V, Loriot MA.
Antivitamines K : pharmacologie et pharmacogénétique.
EMC-Biologie clinique 2011; 90-20-0018.

[140] Siguret V, Esquirol C, Debray M, Gouin I, Andreux JP, Pautas E.
Enquête prospective sur un an sur les surdosages en anti-vitamine K dans une population de patients hospitalisés âgés de plus de 70 ans.
Presse Med 2003; 32: 972-7.

[141] http://www.has-sante.fr.

[142] Lamloum M, Kort Y, Ben Ghorbel I, Thameur S, Hamzaoui A, Khanfir M, Houman MH.
Le maniement des anticoagulants oraux au cours de la maladie thromboembolique chez la personne âgée. À propos de 229 cas (abstract 81).
La Revue de Médecine Interne 2011; 32 (Suppl 2) : S351.

[143] Campbell N, Hull R, Brant R, Hogan D, Pineo G, Raskob G.
Aging and heparin-related bleeding.
Arch Intern Med 1996; 156: 857-60.

[144] http://www.agmed.sante.gouv. fr.

[145] De Maistre E.
Severe bleeding associated with use of low molecular weight heparin and selective serotonin reuptake inhibitors.
Am J Med 2002; 113: 530-2.

[146] Cestac P, Bagheri H, Lapeyre-Mestre and al.
Utilisation and safety of low molecular weight heparins. Prospective observational study in medical inpatients.

Drug Safety 2003; 26: 197-207.

[147] **Nagge J, Crowther M, Hirsch J.**
Is impaired renal function a contraindication to the use of low molecular weight heparin.
Arch Intern Med 2002; 162: 2605-9.

[148] **Melde SL.**
Enoxaparin-induced retroperitoneal hematoma.
Ann Pharmacother 2003; 37 (6): 822-4.

[149] Chan-Tack KM.
Fatal spontaneous retroperitoneal hematoma secondary to enoxaparin.
South Med J 2003; 96 (1): 58-60.

[150] Lee MC, Nickisch F, Limbird RS.
Massive retroperitoneal hematoma during enoxaparin treatment of pulmonary embolism after primary total hip arthroplasty: case reports and review of the literature.
J Arthroplasty 2006; 21 (8): 1209-14.

[151] Vaya A, Mira Y, Aznar J, Todoli J, Arguedas J, Sola E.
Enoxaparin-related fatal spontaneous retroperitoneal hematoma in the elderly.
Thromb Res 2003; 110 (1): 69-71.

[152] **David R, Gutknecht MD.**
Hematoma of the Rectus Sheath.
N Engl J Med 2003; 348: 1455.

[153] http://www.afssaps.sante.fr.

[154] **Gurwitz JH, Goldberg RJ, Holden A and al.**
Age-related risks of longterm oral anticoagulation therapy.
Arch Intern Med 1988; 148: 1733-6.

[155] **Hutten BA, Lensing AW, Kraijenhagen RA, Prins MH.**
Safety of treatment with oral anticoagulants in the elderly. A systematic review.
Drugs Aging 1999; 14: 303-12.

[156] **Pautas E, Gouin-Thibault I, Debray M, Gaussem P, Siguret V.**
Haemorragic complications of vitamin K antagonists in the elderly: risk factors and management.
Drugs Aging 2006; 23: 13-25.

[157] **Tremey B.**
Epidémiologie des accidents hémorragiques survenant chez les patients sous antivitamine K. Epidemiology of hemorrhagic stroke in patients on antivitamin K.
Journal Européen des Urgences 2009; 22 (Suppl 1): S1-S4.

[158] Belleville T, Bouhadiba S, Pautas E, Chevallier S, Peyron I, Gouin I, Siguret V.
Connaître les particularités du traitement par antivitamine K chez le

patient âgé ou comment minimiser leur iatrogénie ?
Bio tribune magazine 2010; 35 (Issue 1): 10-14.

[159] Raîch M, Hébert R, Prince F, Corriveau H.
Screening older adults at risk of falling with the Tinetti balance scale.
Lancet 2000; 356: 1001-2.

[160] Warkentin TE, Sikov WM, Lillicrap DP.
Multicentric warfarin-induced skin necrosis complicating heparin-induced thrombocytopenia.
Am J Hematol 1999; 62: 44-48.

[161] Roussel S, Tennstedt D and Lachapelle JM.
Réactions cutanées induites par les anticoagulants.
Louvain Med 2001; 120: 192-198.

[162] Chan YC, Valenti D, Mansfield AO, Stansby G.
Warfarin induced skin necrosis.
Br J Surg 2000; 87: 266-272.

[163] Gailani D, Reese EP.
Anticoagulant-induced skin necrosis in a patient with hereditary deficiency of protein S.
Am J Hematol 1999; 60: 231-236.

[164] Bezier M, Perceau G, Reguiai Z, Remy-Leroux V, Tchen T, Durlach A, Grange F, Nguyen P, Bernard P.
Ulcères de jambe nécrotiques induits par les anti-vitamines K : à propos de cinq cas.
Annales de Dermatologie et de Vénéréologie 2011; 138 (Issue 10): 657-663.

[165] Hermes B, Haas N, Henz BM.
Immunological events of adverse cutaneous reactions to coumarin and heparin.
Acta Dermatol Venereol 1997; 77: 35-38.

[166] Jillella AP, Lutcher CL.
Reinstituting warfarin in patients who develop warfarin skin necrosis.
Am J Hematol 1996; 52: 117-119.

[167] Méan M, Aujesky D.
Maladie thromboembolique veineuse chez la personne âgée.
Rev Med Suisse 2009; 5: 2142-2146.

[168] Levey AS, Bosch JP, Lewis JB, Greene T, Rogers N, Roth DA.
More accurate method to estimate glomerular filtration rate from serum creatinine: a new prediction equation. Modification of Diet in Renal Disease Study Group.
Ann Intern Med 1999; 130 (6): 461-70.

[169] Froissart M, Rossert J, Jacquot C, Paillard M, Houillier P.
Predictive performance of the modification of diet in renal disease and Cockcroft-Gault equations for estimating renal function.

J Am Soc Nephrol 2005; 16: 763-73.

[170] Leizorovicz A.
Tinzaparin compared to unfractionated heparin for initial treatment of deep vein thrombosis in very elderly patients with renal insufficiency-the IRIS Trial.
Blood 2008; 112: 434.

[171] Hommes DW, Bura A, Mazzolai L, Buller HR, Cate JW.
Subcutaneous heparin compared with continuous intravenous heparin administration in the initial treatment of deep vein thrombosis: a metaanalysis.
Ann Intern Med 1992; 116: 279-84.

[172] Gentric A, Estivin S.
L'utilisation des anticoagulants chez le sujet âgé.
La Revue de Médecine Interne 2006; 27: 458-464.

[173] Boneu B, Nguyen F, Cambus JP.
Difficultés et pièges de la surveillance des traitements par l'héparine.
Sang Thromb Vaiss 2003; 15: 131-4.

[174] Leizorovicz A.
Comparison of the efficacy and safety of low molecular weight heparins and unfractionated heparin in the initial treatment of deep venous thrombosis. An updated meta-analysis.
Drugs 1996; 52: 730-7.

[175] Gould MK, Dembitzer AD, Doyle RL, Hastiet J, Garber AM.
Low molecular weight heparins compared with unfractionated heparin for treatment of acute vein thrombosis.
Ann Intern Med 1999; 130: 800-9.

[176] Redwood M, Taylor C, Bain BJ, Matthews JH.
The association of age with dosage requirement for warfarin.
Age Ageing 1991; 20: 217-20.

[177] Siguret V, Gouin I, Debray M, Perret-Guillaume C, Boddaert J, Mahé I and al.
Initiation of warfarin therapy in elderly medical inpatients: a safe and accurate regimen.
Am J Med 2005; 118: 137-42.

[178] Moreau C, Siguret V, Loriot MA.
Pharmacogénétique et antivitamine K aujourd'hui : un débat ouvert.
Rev Med Interne 2010; 31 (5): 361-368.

[179] Kagansky N, Knobler H, Rimon E, Ozer Z, Levy S.
Safety of anticoagulation therapy in well informed older patients.
Arch Intern Med 2004; 164: 2044-50.

[180] Decousus H, Liezerovicz A, Parent F, Page Y, Tardy B, Girard P and al.
A clinical trial of vena cava filters in the prevention of pulmonary embolism

in patients with proximal deep-vein thrombosis.
N Engl J Med 1998; 338: 409-415.

[181] Drouet L, Mahé I, Le Gal G, Righini M, Quéré I.
Thrombose – nouveaux anticoagulants en 2012.
La Revue de Médecine Interne 2011; 32: 236-240.

[182] Mollard JM, Lance G.
Contention/compression élastique. Contention/compression.
EMC-Cardiologie Angéiologie 2005; 2: 547-556.

[183] Aschwanden M, Labs KH, Engel H, Schwob A, Jeanneret C, Mueller-Brand J and al.
Acute deep vein thrombosis: early mobilisation does not increase the frequency of pulmonary embolism.
Thromb Haemost 2001; 85: 42-46.

[184] Partsch H, Kechavarz B, Köhn H, Mostbeck A.
The effect of mobilisation of patients during treatment of thromboembolic disorders with low-molecular-weight heparin.
Int   Angiol   1996;   16:   189-192.

[185] Warlow C, Terry G, Kenmure AC, Beattie AG, Ogston D, Douglas AS.
A double-blind trial of low doses of subcutaneous heparin in prevention of deep-vein thrombosis after myocardial infarction.
Lancet 1973; 2: 934-6.

[186] Cade JF.
High risk of the critically ill for venous thromboembolism.
Crit Care Med 1982; 10: 448-50.

[187] Samama MM, Cohen AT, Darmon JY and al.
A comparison of enoxaparin with placebo for the prevention of venous thromboembolism in acutely ill medical patients.
N Engl J Med 1999; 341: 793-800.

[188] Francis CW.
Prophylaxis for thromboembolism in hospitalized medical patients.
N Engl J Med 2007; 356: 1438-44.

[189] Bosson JL, Labarere JL, Sevestre MA, Belmin J, Beyssier L, Elias A and al.
Deep venous thrombosis in elderly patients hospitalised in subacute care facilities.
Arch Intern Med 2003; 163: 2613-18.

[190] http://www.sfar.org.

[191] Arcelus JI, Villar JM, Muñoz N.
Should we follow the 9th ACCP guidelines for VTE prevention in surgical patients?
Thromb Res 2012; 130 (Suppl 1): 4-6.

[192] Wells PS, Lensing AW, Hirsh J.
Graduated compression stockings in the prevention of postoperative venous
thromboembolism: a metaanalysis.
Arch Intern Med 1994; 154: 67-72.
[193] ChapuisY, Augureau B, Clergue F and al.
Comité scientifique thrombose de l'AP-HP. Prophylaxie des thromboses
veineuses postopératoires: recommandations de l'assistance publiquehôpitaux
de Paris.
Sang   Thromb   Vaiss   1995;   7:   119-29.
[194] Ninet J, Horellou MH, Darjinoff JJ, Caulin C, Leizorovicz A.
Conférence de consensus, 8mars 1991, Paris. Prophylaxie des thromboses
veineuses profondes et des embolies pulmonaires postopératoires (chirurgie
viscérale, gynécologique et orthopédique).
Ann Fr Anesth Reanim 1991; 10: 417-21.
[195] Lewis SJ, Egger M, Sylvester PA, Topic ST.
Early enteral feeding « nil per mouth » after gastrointestinal surgery:
systematic review and meta-analysis of controlled trials.
BMJ 2001; 323: 1-5.

Annexes

- Annexe 1 : Fiche de la thrombose veineuse chez le sujet âgé

Caractéristiques épidémiologiques de la thrombose veineuse : incidence, fréquence, âge et genre du patient

Circonstances de découverte de la thrombose veineuse : oedème, douleur, rougeur locale, chaleur locale, fièvre, impotence fonctionnelle

Délai diagnostique de la thrombose veineuse

Caractéristiques de la thrombose veineuse

* Symptomatologie clinique : douleur, oedème, signes inflammatoires, signe de Homans, diminution du ballottement du mollet

* Topographie précisée grâce aux données radiologiques (échographie doppler ou angioscanner ou imagerie par résonance magnétique)

Facteurs de risque de la TV

* Alitement prolongé

* Accident vasculaire cérébral

* Chirurgie récente

* Cardiopathie

* Déshydratation

* Tabac / "Naffa"

* Varices des membres inférieurs

* Obésité

* Antécédents de thrombose veineuse

* Syndrome de la classe économique

Etiologies de la thrombose veineuse

* Néoplasie

* Hyperhomocystéinémie

* Syndrome des anticorps antiphospholipides (SAPL)

* Thrombophilie constitutionnelle (déficit en protèine C, S, Antithrombine,…)

* Maladies inflammatoires chroniques (maladie de Behçet, thrombo-angéite de Buerger, lupus érythémateux systémique, maladie de Horton, polyarthrite rhumatoïde, pseudo-polyarthrite rhizomélique,…)

* Syndrome néphrotique

* Iatrogénie (cathétérisme, " Pace-Maker ", traitement hormonal substitutif,…)

* Indéterminée

Evolution de la thrombose veineuse

* Favorable

* Complications

Liées à la TV :

Embolie pulmonaire

☐☐Récidive de la TV
☐☐Extension de la TV
☐☐Maladie post phlébitique
☐☐Phlébite bleue
☐☐Liées au traitement :
☐☐Surdosage biologique en AVK
☐☐Hémorragie
☐☐Thrombopénie à l'héparine
☐☐Nécrose aux AVK
* Décès : en précisant sa cause.
☐☐**Traitement de la thrombose veineuse**
* Moyens thérapeutiques
☐☐Héparine à bas poids moléculaire (HBPM)
☐☐Héparine non fractionnée (HNF)
☐☐Antivitamines K (AVK)
☐☐Antiagrégants plaquettaires (AAP)
☐☐Compression élastique
☐☐Lever précoce
* Durée du traitement

– Annexe 2 : Score de probabilité clinique de thrombose veineuse profonde (Score de Wells)

Caractéristiques cliniques	Score
Cancer évolutif (traitement en cours ou dans les six mois ou palliatif)	+1
Alitement récent de plus de trois jours ou chirurgie majeure datant de moins de quatre semaines	+1
Paralysie, parésie ou récente immobilisation plâtrée	+1
OEdème prenant le godet	+1
Tuméfaction du mollet de plus de 3 cm par rapport au côté asymptomatique (mesurée 10 cm sous la tubérosité tibiale antérieure)	+1
Tuméfaction de tout un membre	+1
Douleur ou sensibilité localisée sur le trajet des veines profondes	+1
Développement d'une collatéralité veineuse superficielle (non variqueuse)	+1
Diagnostic différentiel de TVP au moins aussi probable que celui de TVP	-2

Score faible = ≤ 0   Score modéré = 1 ou 2   Score élevé = ≥ 3.

- Annexe 3 : Get up and go test

Le test cherche à évaluer la mobilité du patient, mesurer son risque de chute et sa capacité à assumer son autonomie.

Le test : le sujet assis confortablement sur un siège avec accoudoirs, placé à trois mètres d'un mur est invité :

* à se lever,
* à rester debout quelques instants,
* à marcher jusqu'au mur,
* à faire demi-tour sans toucher le mur,
* à revenir jusqu'à son siège, à en faire le tour et
* à s'y asseoir de nouveau.

La manoeuvre doit être effectuée en moins de 20 secondes. Les résultats sont

exprimés en fonction d'une échelle cotée de 1 à 5 :

1- Aucune instabilité
2- Légèrement anormal (lenteur exécution)
3- Moyennement anormal (hésitation, mouvement compensateur des membres supérieurs et du tronc)
4- Anormal (le patient trébuche)
5- Très anormal (risque permanent de chute).

Un score supérieur ou égal à 3 et/ou un temps de réalisation supérieur à 30 secondes traduit une mobilité diminuée, un risque important de chute et doit alerter la vigilance des soignants.

- Annexe 4 : ADL de KATZ (Activities of Daily Living)

Toilette	autonome	aide partielle	aide totale
Habillage	autonome	aide partielle	aide totale
Utilisation des W.C.	autonome	avec assistance	n'utilise pas seul
Déplacements	autonome	avec assistance	grabataire
Continence	contrôle	accident	incontinent
Alimentation	autonome	aide partielle	aide totale

- Annexe 5 : IADL de Lawton (Instrumental Activities of Daily Living)

1- Aptitude à utiliser le téléphone
2- Les courses
3- Préparation des aliments
4- Entretien ménager
5- Blanchisserie
6- Moyens de transport
7- Responsabilité à l'égard de son traitement
8- Aptitude à manipuler l'argent

- Annexe 6 : Test du lever et marcher 3m aller/retour

☐☐Version chronométrée du Get Up and Go test.
☐☐Permet d'évaluer la marche et l'équilibration.
☐☐Le patient doit se lever de sa chaise, parcourir 3 mètres, faire un demi tour et revenir s'asseoir.
Temps supérieur à 14 secondes est en faveur d'une mobilité diminuée et de risque de chute.

- Annexe 7 : Mesures correctrices recommandées (en fonction de l'INR mesuré et de l'INR cible) en cas de surdosage asymptomatique en AVK

	INR cible 2,5 (fenêtre 2 à 3)
INR| < 4	Pas de saut de prise Pas de vitamine K
4 ≤ INR < 6	Saut d'une prise Pas de vitamine K
6 ≤ INR < 10	Arrêt du traitement par AVK 1 à 2 mg de vitamine K par voie orale (1/2 à 1 ampoule buvable forme pédiatrique) (grade A)
INR ≥ 10	Arrêt du traitement par AVK 5 mg de vitamine K par voie orale (1/2 ampoule buvable forme adulte) (grade A)

Dans tous les cas, surveiller INR quotidiennement.

- Annexe 8 : Test d'équilibre et de marche de Tinetti

Le patient est assis sur une chaise sans accoudoirs :

1- Equilibre assis sur la chaise

0 se penche sur le côté, glisse de la chaise

1 sûr, stable

On demande au patient de se lever, si possible sans s'appuyer sur les accoudoirs :

2- Se lever

0 impossible sans aide

1 possible mais nécessite l'aide des bras

2 possible sans les bras

3- Tentative de se lever

0 impossible sans aide

1 possible, mais plusieurs essais

2 possible lors du premier essai

4- Equilibre immédiat debout (5 premières secondes)

0 instable (chancelant, oscillant)

1 sûr, mais nécessite une aide technique debout

2 sûr sans aide technique

Test de provocation de l'équilibre en position debout :

5- Equilibre lors de la tentative debout pieds joints

0 instable

1 stable, mais avec pieds largement écartés (plus de 10 cm) ou nécessite une aide technique

2 pieds joints, stable

6- Poussées (sujet pieds joints, l'examinateur le pousse légèrement sur le sternum à 3 reprises)

0 commence à tomber

1 chancelant, s'agrippe, et se stabilise

2 stable

7- Yeux fermés

0 instable

1 stable

Le patient doit se retourner de 360° :

8- Pivotement de 360°

0 pas discontinus

1 pas continus

9- Pivotement de 360°

0 instable (chancellant, s'agrippe)

1 stable

Le patient doit marcher au moins 3 mètres en avant, faire demi-tour et revenir à pas rapides vers la chaise. Il doit utiliser son aide technique habituelle (canne ou déambulateur) :

10- Initiation de la marche (immédiatement après le signal du départ)
0 hésitations ou plusieurs essais pour partir
1 aucune hésitation

11- Longueur du pas : le pied droit balance
0 ne dépasse pas le pied gauche en appui
1 dépasse le pied gauche en appui

12- Hauteur du pas : le pied droit balance
0 le pied droit ne décolle pas complètement du sol
1 le pied droit décolle complètement du sol

13- Longueur du pas : le pied gauche balance
0 ne dépasse pas le pied droit en appui
1 dépasse le pied droit en appui

14- Hauteur du pas : le pied gauche balance
0 le pied gauche ne décolle pas complètement du sol
1 le pied gauche décolle complètement du sol

15- Symétrie de la marche
0 la longueur des pas droit et gauche semble inégale
1 la longueur des pas droit et gauche semble identique

16- Continuité des pas
0 arrêt ou discontinuité de la marche
1 les pas paraissent continus

17- Ecartement du chemin (observé sur une distance de 3 m)
0 déviation nette d'une ligne imaginaire
1 légère déviation, ou utilisation d'une aide technique
2 pas de déviation sans aide technique

18- Stabilité du tronc
0 balancement net ou utilisation d'aide technique
1 pas de balancement, mais penché ou balancement des bras
2 pas de balancement, pas de nécessité d'appui sur un objet

19- Largeur des pas
0 polygone de marche élargi
1 les pieds se touchent presque lors de la marche

Le patient doit s'asseoir sur la chaise :

20- S'asseoir
0 non sécuritaire, juge mal les distances, se laisse tomber sur la chaise
1 utilise les bras ou n'a pas un mouvement régulier
2 sécuritaire, mouvement régulier

SCORE MAXIMUM = 28 points
  total inférieur à 20 points : risque de chute très élevé
  total entre 20-23 points : risque de chute élevé
  total entre 24-27 points : risque de chute peu élevé
  total à 28 points : normal

- Annexe 9 : Test du lever d'une chaise sans l'aide des bras

Si < à 5 fois en 15 secondes: Risque majeur de chute et de perte d'autonomie dans l'année

Il traduit une faiblesse du système musculaire des membres inferieurs (quadriceps, fessiers,…)

- Annexe 10 : MMS (Mini Mental State)

Orientation

1 - Quel jour de la semaine sommes-nous ?
2 - Quelle est la date d'aujourd'hui ?
3 - A quel mois sommes-nous ?
4 - En quelle saison sommes-nous ?
5 - En quelle année sommes-nous ?
6 - Où sommes-nous ici ? (quel hôpital, quelle maison de retraite ?)
7 - A quel étage sommes-nous ?
8 - Dans quelle ville sommes-nous ?
9 - Dans quel département sommes-nous ?
10 - Dans quel pays sommes-nous ?

Enregistrement des données

11 - Répétez les mots suivants : "citron, clé, ballon"
12 - (l'examinateur doit prononcer ces mots au rythme de un par seconde)
13 - chaque réponse correcte =1. En cas de difficulté, recommencez jusqu'à 5 fois

Attention et calcul mental

14 -
15 - Soustraire 7 de 100 et ainsi de suite, 5 fois
16 - (chaque soustraction juste =1)
17 -
18 -

Mémoire à court terme (rappel)

Vous souvenez-vous des trois mots que vous avez répétés tout à l'heure?

19- Cigare
20- Fleur
21- Porte
☐☐**Langage**
22 - Qu'est-ce que cela ? (montrer un crayon)
23 - Qu'est-ce que cela ? (montrer la montre) (chaque réponse correcte = 1)
24 - Répétez la phrase suivante : " Pas de si ni de mais "
☐☐**Activité motrice**
Faire exécuter au sujet les 3 ordres suivants :
26 - " Prenez cette feuille de papier, pliez-la par le milieu, et posez-la par terre "
27 - (maximum 3 points)
28 - Lisez et faites ce qu'il y a sur cette feuille de papier (fermez les yeux)
29 - Écrivez une phrase de votre choix sur cette feuille
30 - Copiez ce dessin sur cette feuille

Total : /30

- Annexe 11 : Prise en charge hospitalière d'une hémorragie grave chez le sujet âgé

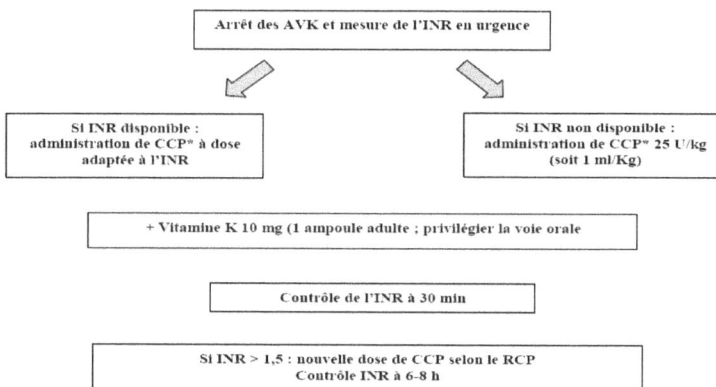

* CCP = concentré de complexe prothrombinique (Kaskadil®, Octaplex®).
L'administration accélérée de CCP est possible en cas d'extrême urgence.

- Annexe 12 : Mode d'administration et surveillance biologique de l'héparine non fractionnée à dose curative chez le sujet âgé

HNF	Posologie et voie d'administration	Heure du prélèvement	Activité anti-Xa (UI/ml)	TCA
Héparine sodique	300 à 400 UI/kg/24h IV continue[b] [130]	4 heures après le début de la perfusion puis indifférent	0,3 à 0,7	1,5 à 2.5 fois TCA témoin selon le réactif
Héparine calcique	500 UI/kg/24h[c] en deux ou trois injections sous-cutanées	À mi-chemin entre deux injections	0,3 à 0,7	1,5 à 2.5 fois TCA témoin selon le réactif

TCA : temps de céphaline activée

UI : Unités Internationales

[b]Un bolus initial de 50 U/kg (IV) est conseillé.

[c]Les ampoules d'héparine calcique (Calciparine®) sont titrées à 25 000 UI/ml.

-Annexe 13 : Dérivés hépariniques (HBPM et fondaparinux) à dose curative de la maladie thromboembolique veineuse disponibles en France en 2009

HBPM	Indications	Posologie	Activité anti-Xa moyenne au pic (UI/ml)	Activité anti-Xa seuil au pic (UI/ml)	TCA
Schéma en deux injections par jour : prélèvement au pic d'activité trois à quatre heures après l'injection					
*Lovenox® (énoxaparine DCI)	TV avec ou sans EP	100 UI/kg/12h (1 mg/kg/12h)	1,0	1,25	Peu allongé
*Fragmine® (daltéparine DCI)	TVP constituée	100 à 120 UI/kg/12h	0,6	1,0	Peu allongé
Schéma en une seule injection par jour : prélèvement au pic d'activité quatre à six heures après l'injection					
*Innohep® (tinzaparine DCI)	TV constituée EP sans signe de gravité	175 UI/kg/24h	0,8	< 1,5	Allongé
*Fraxodi® (nadroparine DCI)	TV constituée	171 UI/kg/24h	1,3	< 1,8	Peu allongé
Arixtra® (fondaparinux DCI)	TV constituée EP sans signe de gravité	7,5 mg/24h	Pas de surveillance biologique		

DCI : Dénomination chimique internationale

*HBPM disponible en Tunisie

- Annexe 14 : Schéma d'initiation de la warfarine (Coumadine® 2 mg) chez les patients âgés de plus de 70 ans, dont le TP avant traitement est supérieur à 70 % et l'INR cible entre 2 et 3

Jour	INR* Matin	Posologie quotidienne de la Coumadine® 2 mg (cp*) (dose de warfarine en mg) Soir
Première prise = J0	ND*	2 cp (4mg)
Deuxième prise = J1	ND	2 cp (4mg)
Troisième prise = J2	ND	2 cp (4mg)
J3 (= lendemain de la troisième prise)	< 1,3	Augmenter à 2 cp et demi (5mg)
	1,3 ≤ INR < 1,5	Maintenir à 2 cp (4mg)
	1,5 ≤ INR < 1,7	Diminuer à 1 cp et demi (3mg)
	1,7 ≤ INR < 1,9	Diminuer à 1 cp (2mg)
	1,9 ≤ INR < 2,5	Diminuer à un demi-cp (1mg)
	INR ≥ 2,5	Arrêter jusqu'à l'obtention d'un INR < 2,5 (INR tous les jours) puis reprendre à 1/2 cp (1 mg)
J6	INR ≤ 1,6	Augmenter la posologie d'un 1/2 cp (1mg)
	1,6 < INR ≤ 2,5	Continuer sans modifier la posologie
	2,5 < INR ≤ 3,5 Si posologie ≥ 1cp (2mg) Si posologie = un demi cp (1mg)	Diminuer d'un 1/2 cp (1mg) Maintenir à un 1/2 cp (1mg)
	3,5 ≤ INR < 5	Supprimer prochaines doses jusqu'à INR < 3 INR quotidien Reprise à doses réduites

INR : international normalized ratio ; ND : non déterminé ; cp : comprimé

- Annexe 15 : Principales interactions alimentaires et médicamenteuses avec les anti-vitamine K

Potentialisation	Inhibition
Anti-inflammatoires et antalgiques : paracétamol, dextropropoxyphène, diflunisal, glucocorticoïdes, fénoprofène, indométacine, kétoprofène, phénylbutazone et dérivés, piroxicam.	**Inducteurs enzymatiques :** aminoglutéthimide, barbituriques, carbamazépine, griséofulvine, phénazone, rifampicine
Anti-infectieux : acide nalixique, céfamandole, céfazoline, chloramphénicol, ciprofloxacine, cotrimoxazole, cyclines, érythromycine, fluconazole, izoniaside, itraconazole, kétoconazole, nitro-imidazolé, sulfamides, quinolones	**Médicaments altérant la résorption digestive des AVK :** cholestiramine, sucralfate
Anti-thrombotiques et thrombolytiques : acide acétylsalicylique, clopidogrel, héparine, ticlopidine, streptokinase, alteplase	**Divers :** azathiopine, cyclosporine, chlordiazepoxide
Médicaments à visée métaboliques ou endocrinienne : allopurinol, androgènes, fibrates, danazol, hormones thyroïdiennes, statines (atorvastatine, lovastatine, simvastatine), stéroïdes anabolisants, sulfamides hypoglycémiants, vitamine E	**Aliments :** alcoolisme chronique, aliments riches en vitamines K (avocats, carottes, choux, crudités...)
Médicaments cardiotropes : amiodarone, propanolol, disopyramide, quinidine	
Médicaments anti-cancéreux : fluoro-uracile, ifosfamide, tamoxifène	
Divers : antidépresseurs sérotoninergiques purs (fluoxetine, fluvoxamine, paroxétine), cimétidine, cisapride, disulfiram, hydroxyzine, oméprazole, phénitoïne,....	
Aliments : alcool (intoxication aiguë), dénutrition (carence en vitamine K)	

- Annexe 16 : Niveau de preuve scientifique de la littérature et force des recommandations selon l'ANAES - HAS

Niveau de preuve scientifique des études	Force des recommandations (grade)
Niveau 1 : - Essais comparatifs randomisés de forte puissance - Méta-analyse d'essais comparatifs randomisés - Analyse de décision basée sur des études bien menées	**A** : Preuve scientifique établie
Niveau 2 : - Essais comparatifs randomisés de faible puissance - Etudes comparatives non randomisées bien menées - Etudes de cohorte	**B** : Présomption scientifique
Niveau 3 : - Etudes cas-témoins **Niveau 4 :** - Etudes comparatives comportant des biais importants - Etudes rétrospectives - Séries de cas - Etudes épidémiologiques descriptives (transversale, longitudinale)	**C** : Faible niveau de preuve scientifique

ANAES : Agence Nationale d'Accréditation et d'Evaluation en Santé

HAS : Haute Autorité de Santé

- **Annexe 17 : Dérivés hépariniques (HBPM et fondaparinux) à dose préventive de la maladie thromboembolique veineuse disponibles en France en 2009**

Nom DCI	Indication	Posologie (UI anti Xa ou mg) Une injection en sous-cutanée par jour
*Nadroparine (Fraxiparine®)		2850 UI
*Enoxaparine (Lovenox®)	Prévention en milieu chirurgical	2000 UI (20 mg)
*Daltéparine (Fragmine®)	Risque modéré	2500 UI
*Tinzaparine (Innohep®)		2500 UI
*Tinzaparine (Innohep®)	Risque majoré	3500 UI
*Nadroparine (Fraxiparine®)		40 à 60 UI/Kg
*Enoxaparine (Lovenox®)	Prévention en milieu chirurgical	4000 UI (40mg)
*Daltéparine (Fragmine®)	Risque élevé	5000 UI
*Tinzaparine (Innohep®)		4500 UI
Fondaparinux (Arixtra®)		2,5 mg
*Enoxaparine (Lovenox®)		4000 UI (40 mg)
*Daltéparine (Fragmine®)	Prévention en milieu médical	5000 UI
Fondaparinux (Arixtra®)		2,5 mg

* HBPM disponible en Tunisie

- **Annexe 18 : Recommandations de la prophylaxie en orthopédie**

	Sfar [159]
Prothèse totale hanche	HBPM-Fondaparinux 42 j
Prothèse totale genou	HBPM-Fondaparinux 14 j ou plus si patients à risque ++
Fracture de la hanche	HBPM-Fondaparinux 35 j

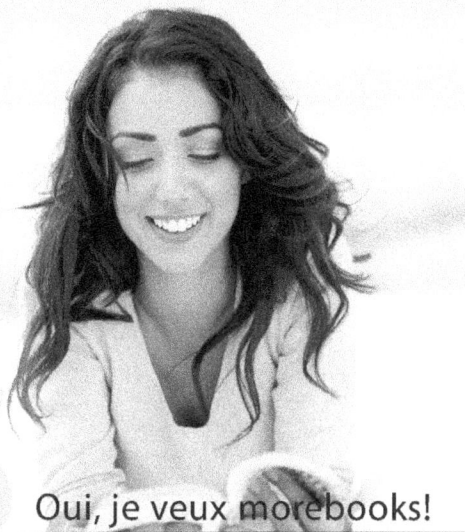